Bianka Grau, Jörg Jähnigen

Die Patientenzufriedenheit als Einflussfaktor

Ein Bericht über die Befragung in der chirurgischen Ambulanz eines Krankenhauses

GRIN - Verlag für akademische Texte

Der GRIN Verlag mit Sitz in München und Ravensburg hat sich seit der Gründung im Jahr 1998 auf die Veröffentlichung akademischer Texte spezialisiert.

Die Verlagswebseite http://www.grin.com/ ist für Studenten, Hochschullehrer und andere Akademiker die ideale Plattform, ihre Fachaufsätze und Studien-, Seminar-, Diplom- oder Doktorarbeiten einem breiten Publikum zu präsentieren.

Dokument Nr. V34672 aus dem GRIN Verlagsprogramm

Bianka Grau, Jörg Jähnigen

Die Patientenzufriedenheit als Einflussfaktor

Ein Bericht über die Befragung in der chirurgischen Ambulanz eines Krankenhauses

GRIN Verlag

Bibliografische Information Der Deutschen Bibliothek: Die Deutsche
Bibliothek verzeichnet diese Publikation in der Deutschen Nationalbibliografie; detaillierte bibliografische Daten sind im Internet über http://dnb.ddb.de/
abrufbar.

1. Auflage 2003
Copyright © 2003 GRIN Verlag
http://www.grin.com/
Druck und Bindung: Books on Demand GmbH, Norderstedt Germany
ISBN 978-3-638-70410-6

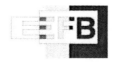

Evangelische Fachhochschule Berlin

Fachhochschule für Sozialarbeit und Sozialpädagogik
Körperschaft des öffentlichen Rechts

Studiengang Pflege / Pflegemanagement

8. Semester / SS 2003

Diplomarbeit

Die Patientenzufriedenheit als Einflussfaktor
Ein Bericht über die Befragung in der chirurgischen
Ambulanz eines Krankenhauses

Erstellt von:
Bianka Grau
Jörg Jähnigen

Vorwort

Diese Arbeit wurde von den Autoren im Rahmen der Projekt- / Diplomprüfung im 8. Semester Pflege / Pflegemanagement an der Evangelischen Fachhochschule Berlin angefertigt.

Während dieser Zeit wurden wir umfangreich betreut und möchten uns für die Unterstützung bei allen Mitwirkenden bedanken.

Wir danken dem Projektkrankenhaus mit allen beteiligten Mitarbeitern, die diese Arbeit ermöglichten und uns bei der Durchführung unterstützten. Namentlich nennen möchten wir Herr Höll, Schwester Nicole und Frau Erk. Den Patienten danken wir für ihre Kooperativität.

Unser besonderer Dank gilt Frau Prof. Dr. Meinhold. Ihre fachliche Kompetenz und Geduld gaben uns während der letzten Monate die nötige Motivation. Frau Prof. Dr. Meinhold stand uns mit vielfältigen Anregungen zur Seite.

Der Beratungsfirma Harrison Consulting GmbH Berlin danken wir für die Projektvermittlung und Organisation des Projektverlaufes. Herr Dr. Krusch, Frau Dr. Harrison und Frau Sommer haben so manches administrative Problem gelöst.

Inhaltsverzeichnis

Abbildungsverzeichnis 7
Tabellenverzeichnis 8
1.   Einführung   *Bianka Grau / Jörg Jähnigen* 10
2.   Wesen der Diagnosis Related ....
       Groups (DRGs)   *Bianka Grau* 11
  2.1   Definition der DRGs 12
  2.2   Einführung der DRGs in Deutschland 12
  2.3   Voraussetzungen für die DRG - Einführung 13
  2.4   Konsequenzen für das Gesundheitswesen 14
  2.5   Optimierung der Krankenhausleistungen 16
      2.5.1   Clinical Pathways als Perspektive der Behandlungs-
              abläufe 17
      2.5.2   Optimierung der Abläufe im Krankenhaus 17
      2.5.3   Instrumente zur Verbesserung der Organisation
              klinischer Prozesse 18
  2.6   Evidence Based Nursing als Methode für die Pflege 19
  2.7   Pflege im DRG - System 21
      2.7.1   Methoden der Pflegeklassifikationssysteme 21
      2.7.2   Das Pflegeleitbild 21
  2.8   Primary Nursing oder Taylorismus 22
3.   Qualitätsmanagement im Krankenhaus   *Bianka Grau* .. 25
  3.1   Qualität im Gesundheitswesen 25
  3.2   Qualitätsmanagementsysteme im Krankenhaus 26
  3.3   Qualitätsindikator Zertifizierung: KTQ 27
      3.3.1   Definition von KTQ 28
      3.3.2   Zertifizierung nach KTQ 28
      3.3.3   KTQ im Projektkrankenhaus 29
  3.4   Die Patientenbefragung als Instrument zur
       Qualitätssicherung 30
  3.5   Benchmarking in der Gesundheitswirtschaft 30
      3.5.1   Benchmarking als Wettbewerbsfaktor 31
      3.5.2   Die Balanced Scorecard als innovatives
              Controllinginstrument 32
4.   Projektbeschreibung   *Bianka Grau* 33
  4.1   Projektfindung und Projektkonzeption 33
  4.2   Theoretischer Teil 33
  4.3   Das Projektdesign – vom Forschungsthema zur
       Forschungsfrage 38
  4.4   Das Projektkrankenhaus 38
      4.4.1   Zielsetzung des Gesamtprojektes 39
      4.4.2   Methodischer Ansatz des Gesamtprojektes 40
  4.5   Inhaltliche Projektbeschreibung 41
  4.6   Methodisches Vorgehen / Projektphasen 41
      4.6.1   Projektvorbereitung und –verlauf 42
          4.6.1.1   Prozessaufnahme 43

4.6.1.2	Interviews in Berliner Krankenhäuser	43
4.7	Das Forschungsdesign	45
4.7.1	Definition	45
4.7.2	Der Forschungsprozess	46
4.7.3	Graphische Darstellung des Forschungsprozesses	47
4.7.4	Ziele der Pflegeforschung	48
4.7.5	Untersuchungsdesign - Methode	48
4.7.6	Untersuchungsdesign - Variablen	48
4.7.7	Befragung anhand des Fragebogens	49
4.7.7.1.	Quantitative Forschung	50
4.7.7.1	Qualitative Forschung	50
4.7.7.2	Ethische Aspekte	50
4.8	Ergebnisse / Datenanalyse / Interpretation	51
5.	**Auswertung Fragebogen zur Patientenzufriedenheit in einer chirurgischen Ambulanz** *Jörg Jähnigen*	**52**
5.1	Allgemeine Daten	52
5.2	Erhebung der demographischen Daten	52
5.2.1	Geschlechteranteil	52
5.2.2	Altersstruktur	53
5.2.3	Verteilung nach dem Grund des Besuches	54
5.3	Auswertung Fragekomplex I. : Qualität der medizinischen Versorgung	55
5.3.1	Auswertung – Fachliches Können der Ärzte	55
5.3.2	Auswertung – Informationen über Eingriffe und Behandlungen	56
5.3.3	Auswertung - Zuwendung des Pflegepersonals	57
5.3.4	Auswertung – Bisheriges Behandlungsergebnis	58
5.4	Auswertung Fragekomplex II.: Zusammenarbeit der Berufsgruppen und Wartezeit	59
5.4.1	Auswertung - Ablauforganisation	59
5.4.2	Auswertung – Führung der Ambulanz insgesamt	60
5.4.3	Auswertung - Wartezeit Röntgen	61
5.4.4	Auswertung - Wartezeit andere Untersuchungen	62
5.4.5	Aufteilung der Wartezeit andere Untersuchungen	63
5.4.6	Quantifizierbare Aussagen zur Wartezeit	63
5.4.7	Auswertung – Koordination der Termine	64
5.5	Auswertung Fragekomplex III.: Aufnahme und Entlassung	65
5.5.1	Auswertung – Informationen bei der Aufnahme	65
5.5.2	Auswertung –Informationen über Verhaltensregeln	66
5.5.3	Auswertung - Informationen über Nachsorge	67
5.6	Auswertung Fragekomplex IV.: Infrastruktur und Wege	68
5.6.1	Auswertung - Wegweisersystem	68
5.6.2	Auswertung – Erreichbarkeit der Ambulanz	69
5.6.3	Auswertung – Bequemlichkeit des Aufenthaltsbereiches	70
5.6.4	Auswertung – Atmosphäre der Räumlichkeiten	71
5.6.5	Auswertung - Ruhe	72

5.6.6 Qualitative Aussagen zu den Fragen Bequemlichkeit des Aufenthaltsbereiches, Atmosphäre der Räumlichkeiten und Ruhe ... 73
5.6.7 Auswertung - Diskretion ... 74
5.7 Auswertung Fragekomplex V.: Sauberkeit und Hygiene ... 75
5.7.1 Auswertung – Sauberkeit und Hygiene der Räumlichkeiten ... 75
5.7.2 Auswertung – Sauberkeit und Hygiene des Personals ... 76
5.8 Auswertung Fragekomplex VI.: Kontaktmöglichkeiten und Angehörigenintegration ... 77
5.8.1 Auswertung – Angebot persönlich Fragen zu stellen ... 77
5.8.2 Auswertung – Einbeziehung der Angehörigen ... 78

6. Diskussion *Jörg Jähnigen* ... 79
6.1 Diskussion des Projektthemas ... 79
6.1.1 Begriffsbestimmung der Patientenzufriedenheit ... 79
6.1.2 Die Bedeutung der Patientenzufriedenheit für ein Krankenhaus ... 82
6.1.3 Die Patientenzufriedenheit als Imagefaktor des Krankenhauses ... 84
6.1.4 Patienten– und Kundenorientierung ... 85
6.1.5 Begriffsbestimmung Kunde ... 85
6.1.6 Der Patient als Kunde ... 85
6.1.7 Die Patientenzufriedenheit als Bestandteil des Beschwerdemanagements ... 86
6.1.8 Die Rolle der Mitarbeiter bei der Patientenorientierung ... 88
6.1.9 Forderungen und Maßnahmen der Mitarbeiterorientierung ... 91
6.1.10 Ambulanz in der Organisation Krankenhaus ... 93
6.1.11 Das Pflegepersonal in der Ambulanz ... 94
6.1.12 Patienten in Ambulanz ... 94
6.2 Diskussion der Methode ... 95
6.2.1 Erhebungsinstrumente Fragebogen – Befragung - Beobachtung ... 95
6.2.2 Verlauf der Befragung ... 97
6.3 Diskussion der Ergebnisse und ausgewählte Vorschläge zur Verbesserung ... 97
6.3.1 Ausgangsdaten – demographische Daten ... 98
6.3.1.1 Die Zuordnung der Patienten ... 99
6.3.1.2 Die Beschreibung der Patientengruppen ... 99
6.3.2 Qualität der medizinischen Versorgung ... 101
6.3.2.1 Beurteilung der fachlichen Kompetenz ... 101
6.3.2.2 Behandlungsergebnis ... 102
6.3.3 Zusammenarbeit der Berufsgruppen und Wartezeit ... 103
6.3.3.1 Ablauforganisation ... 103
6.3.3.2 Führung der Ambulanz ... 104
6.3.3.3 Wartezeit ... 104
6.3.3.4 Koordination der Termine ... 107

	6.3.4	Aufnahme und Entlassung	108
	6.3.5	Infrastruktur und Wege	108
	6.3.5.1	Erreichbarkeit der Ambulanz	109
	6.3.5.2	Atmosphäre und Bequemlichkeit	109
	6.3.5.3	Aufnahmebereich	110
	6.3.5.4	Diskretion	112
	6.3.6	Sauberkeit und Hygiene	113
	6.3.7	Kontaktmöglichkeiten und Angehörigenintegration	113
	6.3.8	Die Rolle der BG - Patienten	114
7.		**Schlussfolgerungen** *Jörg Jähnigen*	**116**
8.		**Resümee** *Bianka Grau / Jörg Jähnigen*	**118**
9.		**Literaturverzeichnis**	**120**
10.		**Sonstige Quellen**	**127**
11.		**Anhang**	**131**
	11.1	Übrige Auswertungsdaten	131
	11.1.1	Auswertung – Zuwendung des ärztlichen Personals	131
	11.1.2	Auswertung – Fachliches Können des Pflegepersonals	132
	11.1.3	Auswertung – Erstkontakt	100
	11.1.4	Auswertung – Durchführung der Transporte	134
	11.1.5	Auswertung – Wartezeit Anmeldung	135
	11.1.6	Auswertung – Aufteilung Wartezeit andere Untersuchungen	136
	11.1.7	Auswertung – Empfang bei der Aufnahme	138
	11.1.8	Auswertung – Informationen bei der Aufnahme	139
	11.1.9	Auswertung – Reibungsloser Ablauf	140
	11.2	Datenmessblatt	141
	11.3	Fragebogen	142

Abbildungsverzeichnis

Abbildung 1:   Forschungsprozess 47
Abbildung 2:   Altersstruktur 53
Abbildung 3:   Verteilung nach dem Grund des Besuches 54
Abbildung 4:   Fragekomplex I. - Frage 2 (Gesamtübersicht) 55
Abbildung 5:   Fragekomplex I.- Frage 3 (Gesamtübersicht) 56
Abbildung 6:   Fragekomplex I. - Frage 5 (Gesamtübersicht) 57
Abbildung 7:   Fragekomplex I. - Frage 6 (Gesamtübersicht) 58
Abbildung 8:   Fragekomplex II.- Frage 2 (Gesamtübersicht) 59
Abbildung 9:   Fragekomplex II.- Frage 4 (Gesamtübersicht) 60
Abbildung 10: Fragekomplex II.- Frage 5.2. (Gesamtübersicht) 61
Abbildung 11: Fragekomplex II.- Frage 5.3. (Gesamtübersicht) 62
Abbildung 12: Fragekomplex II. Frage 6. (Gesamtübersicht) 64
Abbildung 13: Fragekomplex III.- Frage 2 (Gesamtübersicht) 65
Abbildung 14: Fragekomplex III.- Frage 3 (Gesamtübersicht) 66
Abbildung 15: Fragekomplex III.- Frage 5 (Gesamtübersicht) 67
Abbildung 16: Fragekomplex IV.- Frage 1 (Gesamtübersicht) 68
Abbildung 18: Fragekomplex IV.- Frage 3 (Gesamtübersicht) 70
Abbildung 19: Fragekomplex IV.- Frage 4 (Gesamtübersicht) 71
Abbildung 20: Fragekomplex IV.- Frage 5 (Gesamtübersicht) 72
Abbildung 21: Fragekomplex IV.- Frage 6 (Gesamtübersicht) 74
Abbildung 22: Fragekomplex V.- Frage 1 Gesamtübersicht) 75
Abbildung 23: Fragekomplex V.- Frage 2 (Gesamtübersicht) 76
Abbildung 24: Fragekomplex VI.- Frage 1 (Gesamtübersicht) 77
Abbildung 25: Fragekomplex VI.- Frage 2 (Gesamtübersicht) 78
Abbildung 26: Fragekomplex I.- Frage 1 (Gesamtübersicht) 131
Abbildung 27: Fragekomplex I.- Frage 4 (Gesamtübersicht) 132
Abbildung 28: Fragekomplex II.- Frage 1 (Gesamtübersicht) 133
Abbildung 29: Fragekomplex II.- Frage 3 (Gesamtübersicht) 134
Abbildung 30: Fragekomplex II.- Frage 5.1. (Gesamtübersicht) ... 135
Abbildung 31: Fragekomplex III.- Frage 1 (Gesamtübersicht) 138

Abbildung 32: Fragekomplex III.- Frage 2 (Gesamtübersicht)......139
Abbildung 33: Fragekomplex III.- Frage 4 (Gesamtübersicht)......140
Abbildung 34: Datenmessblatt 141

Tabellenverzeichnis

Tabelle 1: Internetrecherche 37
Tabelle 2: Projektverlauf 43
Tabelle 3: Altersstruktur 53
Tabelle 4: Fragekomplex I. - Frage 2 (Gesamtübersicht)......55
Tabelle 5: Fragekomplex I. Frage 3 (Gesamtübersicht)......56
Tabelle 6: Fragekomplex I. - Frage 5 (Gesamtübersicht)......57
Tabelle 7: Fragekomplex I. Frage 6 (Gesamtübersicht)......58
Tabelle 8: Fragekomplex II: - Frage 2 (Gesamtübersicht)......59
Tabelle 9: Fragekomplex II. Frage 4 (Gesamtübersicht)......60
Tabelle 10: Fragekomplex II.- Frage 5.2. (Gesamtübersicht)......61
Tabelle 11: Fragekomplex II.- Frage 5.3. (Gesamtübersicht)......62
Tabelle 12: Fragekomplex II.- Frage 5.4. (Gesamtübersicht) andere Untersuchungen Patienten gesamt......63
Tabelle 13: Quantifizierbare Aussagen zur Wartezeit......63
Tabelle 14: Fragekomplex II.- Frage 6 (Gesamtübersicht)......64
Tabelle 15: Fragekomplex III.- Frage 2 (Gesamtübersicht)......65
Tabelle 16: Fragekomplex III.- Frage 3 (Gesamtübersicht)......66
Tabelle 17: Fragekomplex III.- Frage 5 (Gesamtübersicht)......67
Tabelle 18: Fragekomplex IV.- Frage 1 (Gesamtübersicht) 68
Tabelle 19: Fragekomplex IV.- Frage 2 (Gesamtübersicht) 69
Tabelle 20: Fragekomplex IV.- Frage 3 (Gesamtübersicht) 70
Tabelle 21: Fragekomplex IV.- Frage 4 (Gesamtübersicht) 71
Tabelle 22: Fragekomplex IV.- Frage 5 (Gesamtübersicht) 72
Tabelle 23: Eindrücke der Patienten in Bezug Ruhe, Bequemlichkeit des Aufenthaltsbereiches und Atmosphäre der Räumlichkeiten......73
Tabelle 24: Vorschläge der Patienten in Bezug Ruhe Bequem-

	lichkeit des Aufenthaltsbereiches und Atmosphäre der Räumlichkeiten	73
Tabelle 25:	Fragekomplex IV.- Frage 6 (Gesamtübersicht)	74
Tabelle 26:	Angaben Patienten zur Diskretion	74
Tabelle 27:	Fragekomplex V.- Frage 1 (Gesamtübersicht)	75
Tabelle 28:	Fragekomplex V.- Frage 2 (Gesamtübersicht)	76
Tabelle 29:	Fragekomplex VI.- Frage 1 (Gesamtübersicht)	77
Tabelle 30:	Fragekomplex VI.- Frage 2 (Gesamtübersicht)	78
Tabelle 31:	Fragekomplex I.- Frage 1 (Gesamtübersicht)	131
Tabelle 32:	Fragekomplex I.- Frage 4 (Gesamtübersicht)	132
Tabelle 33:	Fragekomplex II.- Frage 1 (Gesamtübersicht)	133
Tabelle 34:	Fragekomplex II.- Frage 3 (Gesamtübersicht)	134
Tabelle 35:	Fragekomplex II.- Frage 5.1. (Gesamtübersicht)	135
Tabelle 36:	Fragekomplex II.- Frage 5.4. (Aufteilung Wartezeit andere Untersuchungen- 1. Hilfe - Patienten)	134
Tabelle 37:	Fragekomplex II.- Frage 5.4. (Aufteilung Wartezeit andere Untersuchungen- BG - Patienten)	134
Tabelle 38:	Fragekomplex II.- Frage 5.4. (Aufteilung Wartezeit andere Untersuchungen- stationäre Patienten)	135
Tabelle 39:	Fragekomplex III.- Frage 1 (Gesamtübersicht)	138
Tabelle 40:	Fragekomplex III.- Frage 2 (Gesamtübersicht)	139
Tabelle 41:	Fragekomplex III.- Frage 4 (Gesamtübersicht)	140

1. Einführung

„Am Puls der Patienten[1] sein" – eine zentrale Aufgabe innerhalb der Krankenhauslandschaft. Für jedes Krankenhaus ist es wichtig zu wissen, in welchem Ausmaß die Patienten tatsächlich zufrieden sind. Die vorliegende Arbeit liefert einen Beitrag zum Thema Patientenzufriedenheit – speziell in der chirurgischen Ambulanz.

Ausgehend von der Patientenzufriedenheit im Kontext Qualitätssicherung und DRGs, bilden die Ermittlung und Auswertung der Patientenzufriedenheit im Rahmen dieses Projektes das Kernstück der Arbeit. Die Diskussion der Ergebnisse und Vorschläge zur Verbesserung bieten eine Basis für die Auseinandersetzung mit der Materie.

Die Situation des Gesundheitswesens in Deutschland ist angespannt. Das resultiert aus der Wirtschaftslage des Sozialstaates, der demographischen Entwicklung und dem medizinisch - technischen Fortschritt.

Die Aktienkurse fallen, Firmen schließen, und im Gesundheitswesen werden Betten abgebaut. Es gilt Neuordnungen einzuleiten, welche von der Konstellation so gestaltet sind, dass die Qualität der Gesundheitsversorgung stabil bleibt und weiterhin gesteigert werden kann.

Das Gesundheitswesen der Bundesrepublik Deutschland befindet sich in einem weitreichenden Struktur- und Wertewandel. Der durch die Gesundheitsreform hervorgerufene Kostendruck zwingt alle Beteiligten zu effektiverem und effizienterem Handeln als bisher.

Mit der vorliegenden Projektarbeit beschreiben die Autoren einen Teil des Weges, den ein Krankenhaus geht, um sich der neuen Situation anzupassen – ohne dabei den Versorgungsauftrag zu vernachlässigen.

---

[1] Wenn in dieser Arbeit die männliche Form verwendet wird, schließen wir ebenso die weibliche Form mit ein.

2. Wesen der Diagnosis Related Groups (DRGs)

Im Rahmen der Gesundheitsreform 2000 hat der Gesetzgeber im § 17 b des Krankenhausfinanzierungsgesetzes (KHG) verfügt, dass ein durchgängiges Fallpauschalensystem für die gesamte stationäre und teilstationäre Behandlung, mit Ausnahme der Psychiatrie, einzuführen ist (vgl. www.dkgev.de). Die Auswahl des DRG - Systems wurde an die Selbstverwaltung delegiert (vgl. www.g-drg.de).

Die Deutsche Krankenhausverwaltung (DKG) und die Spitzenverbände der Gesetzlichen Krankenkassen haben im Mai 2001 das Institut für das Entgeltsystem im Krankenhaus (InEK gGmbH) in der Rechtsform einer gemeinnützigen GmbH gegründet. Mit den Privaten Krankenversicherungen haben sie sich im Juni 2000 geeinigt, das Australische DRG - System als Grundlage für das zukünftige deutsche Fallpauschalen - System heranzuziehen (vgl. Thiele 2002: 247ff).

Auf der Ebene des Krankenhauses wirkt sich das DRG - System in einer Marktorientierung der Krankenhäuser aus. Der Einfluss, der dabei der Patientenzufriedenheit in Form von Benchmarks zukommt, ist bedeutend.
Jede Organisation kann ökonomisch nur überleben, wenn sie Leistungen zumindest kostendeckend erbringt. Damit verbunden ist der Zwang zur Rationalisierung und die Konzentration auf kostendeckende Kernkompetenzen (vgl. Kock 2003).

Auf Grund der Nachfragermacht - Kostenträger, Patienten - wird eine Dienstleistungsorientierung in Form von Patienten- und Kundenorientierung essenziell. Besonderen Einfluss hat hier die Patientenzufriedenheit.

Im Vordergrund des DRG - Systems stehen Fallpauschalen für eine komplette stationäre Episode; damit fallen abteilungsorientierte Pflegesätze vollständig weg, und das Krankenhaus muss Prozesse um den Fall und nicht um die Abteilung herum reorganisieren. Dies erfordert ein internes Qualitätsmanagement mit der Verzahnung der interdisziplinären und interprofessionellen Leistungserbringung.

2.1 Definition der DRGs

Die Übersetzung des englischen Begriffes „Diagnosis Related Groups = DRGs", der in den USA geprägt wurde, heißt „auf Diagnosen bezogene Fallgruppen".
Damit ist gemeint, dass jeder Patient als Fall in eine gewisse Fallgruppe eingeteilt wird. Ausschlaggebendes Element bei der Zuordnung zu einer bestimmten Fallgruppe, ist die Hauptdiagnose (vgl. Rochell / Roeder 2001: 17).

Dadurch ist mit dem DRG - System primär ein Patientenklassifikationssystem gemeint, in dem Patienten anhand von Diagnosen, Prozeduren und weiteren Parametern in medizinisch ähnliche Gruppen eingeteilt werden. Dabei sollten die Fälle einer Gruppe einen vergleichbaren Ressourcenverbrauch aufweisen. Die resultierende Fallgruppe bzw. DRG ist also eine medizinisch-ökonomische Einheit. Jedem stationären Aufenthalt des Patienten wird genau eine DRG zugeordnet (vgl. Grau 2001a: 5).

2.2 Einführung der DRGs in Deutschland

Mit der InEK gGmbH haben gegenwärtig 264 Krankenhäuser eine Vereinbarung zur Teilnahme an der Kalkulation getroffen. Zunächst ist eine budgetneutrale Übergangsphase von 2003 bis 2006 geplant, ab 2007 erfolgt die vollständige Abrechnung der stationären Behandlungen mit den Krankenkassen (vgl. www.g-drg.de).

Ziel des Gesetzgebers ist es, die Ausgaben der gesetzlichen Krankenversicherung (GKV), in die ca. 90% der Bundesbürger eingebunden sind, zu stabilisieren (vgl. www.g-k-v.com).

Der Krankenhaussektor soll über die DRGs, als Instrument in der Krankenhausfinanzierung, in die Kostendämpfung eingebunden werden. Oberstes Ziel ist hierbei, die Beitragssatzstabilität (vgl. Boschke 2002: 558 ff).

Mit der DRG - Einführung erwartet der Gesetzgeber eine verbesserte Leistungsabbildung der Krankenhäuser mit einer höheren Transparenz und konsekutiven Vergleichbarkeit.

DRGs können ein Instrument zur effizienten Zuweisung von Ressourcen im Gesundheitswesen darstellen. Die Güte dieses Instrumentes hängt allerdings sehr von der konkreten Ausgestaltung ab. Wichtiges Ziel der Krankenhausfinanzierung muss die Lenkung der Leistungen und Ressourcen hin zu den am wirtschaftlichsten agierenden Leistungserbringern sein. Im Vordergrund steht der Patient, wie in den Leitbildern der Krankenhäuser gern formuliert wird. Jedoch die energische Ausrichtung der Prozesse auf diesen Kanon bleibt oft imaginär (vgl. Hildebrand 1999: 319).

2.3 Voraussetzungen für die DRG - Einführung

Zu den wichtigsten Maßnahmen, die gleichzeitig mit der DRG - Einführung umgesetzt werden, gehören die gesetzliche Einführung der integrierten Versorgungsformen[2] und der Katalog stationsersetzen-

---

[2] vgl. §§140a, 140c-h SGB V

der Leistungen[3]. Die Verzahnung zwischen stationären und ambulanten Sektor mit Präferenz für den ambulanten Bereich wird so vorangetrieben.

Des Weiteren werden externe und interne Qualitätssicherungsmaßnahmen von der Bundesebene aus verbindlich gemacht[4]. Diese bilden die Grundlage für Patientenbefragungen, stellen sie doch entsprechende Kriterien dar. Der Koordinierungsausschuss Krankenhaus befasst sich auf Bundesebene mit der Regulierung von Behandlungsmethoden im stationären Bereich[5].

2.4 Konsequenzen für das Gesundheitswesen

Krankenhäuser orientieren sich neu. Folgende Momente sind dabei relevant (vgl. Grau 2001a: 7):

- Positionierung

Krankenhäuser müssen sich positionieren. Dazu gehört, Kooperationen zu schließen und sich zu spezialisieren.

- Medizinischer Vorsprung

Bedingt durch die jährlichen Anpassungen haben besonders diejenigen Krankenhäuser einen wirtschaftlichen Vorteil, die schon heute medizinische Verfahren von morgen anwenden und so schneller mit gleicher Qualität diagnostizieren und therapieren.

---

[3] vgl. § 115b SGB V
[4] vgl. §§135a, 136a, 137b SGB V
[5] vgl. §§137c, 137e SGB V

- Technologieführerschaft

Eine moderne Ausstattung – wie z. B. die elektronische Patientenakte, die Digitalisierung und die moderne Telemedizin – hilft, Diagnostik und Therapie zu optimieren und so die Verweildauer zu reduzieren. Dadurch können die Kosten gesenkt werden.

- Effizienz

Durch Kosten- und Leistungstransparenz lassen sich Prozesse optimal gestalten. Die standardisierten Behandlungspfade erhöhen die Effizienz und sichern die Qualität.

Aus dem dynamischen Zusammenspiel dieser Faktoren resultiert der Wettbewerbsvorteil.

Die ökonomischen Veränderungen, die resultierende Verweildauerkürzung und der Kapazitätsabbau treffen die Berufsgruppen des Krankenhauses. Konsequenzen der notwendigen Rationalisierungsbemühungen des Krankenhauses sind eine Leistungsverdichtung und eine Delegation von Aufgaben an weniger kostenintensives Personal. Dies schließt einen optimalen Personalmix, beispielsweise durch Einsatz von Stationsassistentinnen, ein.

Je nach Organisation der Datenverarbeitung in einem Krankenhaus ist es exemplarisch auch möglich, dass die Dokumentation von Prozeduren und Diagnosen vom Datenverarbeitungssystem nicht durch Ärzte erfolgt, sondern durch andere Berufsgruppen (vgl. Grau 2001b: 5).

Aufgrund von internationalen Erfahrungen kann man davon ausgehen, dass die Rationalisierung in den Krankenhäusern zum Verlust von Arbeitsplätzen führen wird. Dies resultiert aus dem Gebot, im

DRG - System als Betrieb ökonomisch zu überleben (vgl. VPM 2003: 128). Dem gegenüber steht, dass durch die Intensivierung der integrierten Versorgung mit dem Vorrang des ambulanten Bereiches außerhalb des Krankenhaussektors neue Arbeitsplätze entstehen werden, wie z. B. bei ambulanten Pflegediensten (vgl. Schanz 2003: 128).

Das Projektkrankenhaus nimmt bereits seit Beginn des Jahres 2003 an der budgetneutralen Übergangsphase teil. Es wird angestrebt, die hieraus resultierenden Lerneffekte zu nutzen. Beispielsweise macht die Direktabrechnung mit den Krankenkassen Schnittstellenproblematiken deutlich und hilft, diese zeitgerecht zu beheben. Genau darauf zielt die Befragung der Patienten ab, denn das Schnittstellenproblem Wartezeit wird hiermit wahrgenommen und kann eliminiert werden.

Der Begriff Schnittstelle bezeichnet die Grenze zwischen den organisatorischen Einheiten und bezieht sich ebenso auf die Interaktion von Menschen (vgl. Zapp 2002: 54ff)

2.5 Optimierung der Krankenhausleistungen

Die Leistungsverkürzungen, die mit den DRGs einhergehen, erfordern konkrete Umstrukturierungen im Krankenhaus. Mit der Erhebung der Patientenzufriedenheit in einer Abteilung des Projektkrankenhauses, wurde bereits ein Weg gefunden. Durch die Aufdeckung von Defiziten können nun die entsprechenden Quintessenzen berücksichtigt werden, und so wurden bereits einige unserer Anregungen umgesetzt. Die Patientenzufriedenheit charakterisiert den Ausdruck der Qualitätswahrnehmung der Patienten.

Der Einsatz von Ressourcen ist zu optimieren. Dazu müssen Schnittstellenprobleme, wie in der vorliegenden Arbeit die Wartezeiten, beseitigt und die Notwendigkeit jeder Leistung hinterfragt werden. Im Ergebnis geht es dabei um die Kostenreduzierung durch Leistungseinsparungen.

2.5.1 Clinical Pathways als Perspektive der Behandlungsabläufe

Es ist erforderlich, den Krankheitsprozess zu beschreiben, um die Behandlung einer Krankheit darstellen zu können. Als eminentes Instrument hierfür bieten sich Clinical Pathways bzw. Klinische Behandlungspfade an.

Es gibt derzeit keine eindeutige Definition von Clinical Pathways in Deutschland. Kriterien für Klinische Behandlungspfade sind Qualität, Leitlinien, Patientenerwartungen, Ökonomie sowie die Netzwerke zwischen den Berufsgruppen (vgl. Hellmann 2002: 15).

Hindle (1997) definiert Clinical Pathways wie folgt: Ein klinischer Behandlungspfad ist ein Dokument, dass den üblichen Weg der Leistung multidisziplinärer Behandlung für einen bestimmten Patiententyp beschreibt und der die Kommentierung von Normabweichungen zum Zwecke fortgesetzter Evaluation und Verbesserung erlaubt.

2.5.2 Optimierung der Abläufe im Krankenhaus

Der Nutzen von Clinical Pathways liegt in der interdisziplinären Zusammenarbeit der Berufsgruppen, der Effektivitäts- und Effizienzsteigerung, des Transfers der Theorie in die Praxis sowie der Transparenz von Kosten, Resultaten und Leistungen (vgl. Hellmann 2002: 12).

Hierbei kommt den Patienten als bedeutsame externe Kunden des Krankenhauses eine tragende Rolle zu. Ihre Erwartungen und Wünsche muss ein Krankenhaus kennen und berücksichtigen. Patienten sind zu einer interessierten, informierten und teilnehmenden Klientel gewachsen. Sie informieren sich vermehrt in den Medien, besonders im Internet, und entscheiden sich bewusst für ein bestimmtes Krankenhaus (vgl. Lüttecke 2002: 508 und Zapp 2002: 370). Vor diesem Hintergrund sind die Erwartungen, die durchaus berechtigt sind, gewachsen. Auch die gestiegenen Krankenkassenbeiträge bieten den Nährboden für steigende Ansprüche. Der Patient ist mündig, und darauf muss sich die Krankenhauslandschaft einstellen (vgl. Eichhorn / Schmidt-Rettig 1999: 44).

2.5.3 Instrumente zur Verbesserung der Organisation klinischer Prozesse

Behandlungspfade erzeugen eine außerordentliche Basis für den Dialog auf allen Ebenen und machen jede Änderung transparent. Die Krankenhausökonomen übernehmen die Verantwortung für klinische Entscheidungen und beeinflussen somit auch die Behandlungsqualität.

Es werden sechs Module als notwendige Bestandteile eines klinischen Behandlungspfades beschrieben (vgl. Hindle 1997):

   I. Der Fall-Typ (DRG - basiert)
   II. Die Elemente der Diagnostik und Therapie
   III. Die Variationsbreite der Behandlungsoptionen
   IV. Die Qualität der Behandlung
   V. Die Ergebnisindikatoren
   VI. Die Kosten der Behandlung.

Die Krankenhäuser müssen mit der Einführung der DRGs bei gleich bleibender oder reduzierter Personalstärke mehr Fälle behandeln. Daher ist es notwendig, bestehende Defizite in der Ablauforganisation zu identifizieren und zu eliminieren. Hierzu eignet sich die Einführung von Behandlungspfaden als Instrument zur Standardisierung und Prozesssteuerung (vgl. Roeder 2003: 21).

In Australien fragen Patienten gezielt nach dem Einsatz von Behandlungspfaden. Es ist zu erwarten, dass der informierte Patient zudem eine bessere Verständigkeit entwickelt, aus der eine höhere Patientenzufriedenheit resultiert. Die Zahl der aufgeklärten Patienten, die sich ebenfalls für die Inhalte der Behandlung und nicht nur für den Fernseher im Zimmer und die Mahlzeiten interessieren, wird auch in Deutschland größer (vgl. Roeder 2003: 27).

In der Zeit der Patientenbefragung organisierte das Projektkrankenhaus das Symposium Clinical Pathways. Es stellt sich der Herausforderung mit Hilfe der geplanten Behandlungspfade Prozessabläufe optimal abzubilden und so die internen Strukturen, wie die Zusammenarbeit der einzelnen Abteilungen, zu verbessern.

2.6 Evidence Based Nursing als Methode für die Pflege

Analog übersetzt bedeutet Evidence Based Nursing – EBN - auf wissenschaftliche Erkenntnis begründete Pflege. Gerade in der Praxis besteht die Dringlichkeit, einer wissenschaftlich gesicherten pflegerischen Verfahrensweise (vgl. Schlömer 2000: 47).
Evidence Based Nursing ist ein Prozess des Findens, Bewertens und Anwendens wissenschaftlicher Erkenntnis in der Praxis (vgl. Mayer 2001: 54).

Der Begriff kommt ursprünglich aus der Medizin und wurde für die Pflege adaptiert. Daher ist er kritisch zu sehen. Evidence Based Medicine – EBM – sagt aus, dass man die vorhandenen Beweise prüft und ganz bewusst abwägt, um zu entscheiden, wie man einen bestimmten Patienten behandelt (vgl. Sacket et al. 1996: 2).

Es geht um das kritische Beurteilen und das Berichtigen des Verhaltens in der Praxis.
Dabei sind die wichtigsten Schritte (vgl. Sacket 1996: 2f):

- Das Formulieren eines Problems, einer klaren Fragestellung
- Die Suche nach Beweisen, beispielsweise eine klinische Untersuchung oder die Literaturrecherche
- Kritische Würdigung, Auswertung und Beurteilung: Validität, Bedeutung, Anwendbarkeit der wissenschaftlichen Evidenz
- Aufgrund dessen: Entscheidung über das weitere Vorgehen und Überprüfung des Vorgehens
- Das Ergebnis anwenden.

Die naturwissenschaftliche Denktradition der Medizin zeigt hier das Problem der Übertragbarkeit auf die Pflege. Pflegeforschung ist nicht wie die Medizin ausgerichtet, denn pflegerische Phänomene sind nicht rein naturwissenschaftlich beweisbar. Des weiteren wird der beweisbare Ansatz der qualitativen Forschung ignoriert.

Diesen schließt EBN jedoch bewusst mit ein. Insofern sind qualitative Studien, wie die der Ermittlung der Patientenzufriedenheit, aufschlussreich in Hinsicht auf die Erforschung von Patientenerfahrungen und –ansichten als wichtige Komponente pflegerischen Handelns (vgl. Schlömer 2000: 50). Das Charakteristikum von EBN besagt, die Praxis auf wissenschaftliche Erkenntnisse aufzubauen, also die wissenschaftlich fundierte Grundlage für pflegepraktische Entscheidungen heranzuziehen und somit den Patienten die derzeit beste Pflege zukommen zu lassen.

2.7 Pflege im DRG - System

Im DRG - System werden Pflegeleistungen über einen Basisanteil in die DRGs einberechnet. Bislang ist die Pflegeleistung nicht transparent gestaltet. Sinnvoll wäre, die Pflege einer leistungsabhängigen Bewertung zu unterziehen.

2.7.1 Methoden der Pflegeklassifikationssysteme

Um die Pflege einer leistungsabhängigen Bewertung zu unterziehen, muss eine Methode der Pflegeklassifikation gewählt werden. Zu den Methoden der Klassifikation können die Messung und Einteilung nach Aufwand ohne Differenzierung, die Pflegepersonalregelung sowie die Pflegediagnosen herangezogen werden. Pflegediagnosen werden als Element der Pflegeplanung im Rahmen der Qualitätssicherung eingesetzt. So wurden Pflegediagnosen durch die DRG - Einführung in die Debatte miteinbezogen. Pflegeleistungen können entsprechend kodiert werden. Zu den Vorteilen der Einführung von Pflegediagnosen zählt auch die zielsichere Einsatzplanung von Mitarbeitern (vgl. Hollick / Kerres 2002: 41). Hierbei wird erneut die Schnittstellenproblematik zum Thema.

2.7.2 Das Pflegeleitbild

Das Pflegeleitbild als Faktor, der die Pflege direkt beeinflusst, wird im Pflegeteam in Zusammenarbeit mit der Klinikleitung entwickelt. Für die Umsetzung des Leitbildes ist es bedeutsam, dass es sich an der existenten Realität orientiert. Die Mitarbeiter können sich mit den Zielen identifizieren, sie wollen es leben, und es wird öffentlich dargestellt (vgl. Zwierlein 1997: 139ff und 253).

Das Projektkrankenhaus hat ein Pflegeleitbild entwickelt, an der Erarbeitung waren Vertreter des Pflegepersonals aller Ebenen beteiligt. Das Pflegeleitbild wurde 1998 entwickelt und liegt seit dieser Zeit in der Schublade, da noch kein allgemeines betriebliches Leitbild erstellt wurde, denn sie sollten miteinander abgestimmt sein. Das heißt, das Pflegeleitbild ist bis heute eine rein theoretische Grundlage.

2.8 Primary Nursing oder Taylorismus

Welche Beziehung gibt es zwischen Taylorismus und Pflege sowie Patientenversorgung? Eine berechtigte Frage und doch ist dieses Thema hochaktuell (vgl. Harrison 2000).
Taylorismus wird im Fremdwörterbuch erklärt als System der wissenschaftlichen Betriebsführung mit dem Ziel, einen möglichst wirtschaftlichen Betriebsablauf zu erzielen und wurde nach dem amerikanischen Ingenieur F. W. Taylor, 1856 – 1915, benannt (vgl. Duden 2000: 981).

Die Orientierung an der freien Wirtschaft, an Industrie- und Dienstleistungsunternehmen erfolgt als Antwort auf die Situation in der Bundesrepublik (vgl. Greulich et al. 2002: 16). Wissenschaftliche Betriebsführung zeigt sich in den Schritten:

- Analyse der best practice
- Zeit-, Bewegungsstudien
- Elimination unnötiger Bewegungen
- Beschreibung der Arbeitsabläufe
- Anforderungen an Arbeiter
- Auswahl der Arbeiter
- Training der Arbeiter
- Kontrolle!

Die Parallelen zeigen sich bei den Rationalisierungszielen im Gesundheitswesen:

- Wissen und Erfahrungen nutzen: Know-How, Do-How, Evidence Based Medicine
- Beschreiben der Patienten: DRGs
- Standardisieren von Abläufen: Clinical Pathways
- Transparenz von Leistung und Qualität
- Effizienter Umgang mit Ressourcen: Managed Care (vgl. Friesdorf / Göbel 2003)

Wie beim Taylorismus werden auch in der Bezugspflege - Primary Nursing – Arbeitsprozesse transparent und regulierbar gestaltet. Die Regulierungsstufe zeichnet sich durch eine große Flexibilität aus, die als Antwort auf die Komplexität der Arbeitsabläufe zu verstehen ist.

Primary Nursing ist eine Methode der Pflegeorganisation, in der eine Pflegeperson für alle Pflegeentscheidungen, also für die Gesamtausrichtung der Pflege eines Patienten bzw. einer Patientengruppe verantwortlich ist. Voraussetzung dafür ist, dass die betreffende Pflegeperson, die Primary Nurse, über die entsprechende Ausbildung und somit über die notwendige Kompetenz verfügt. Die Primary Nurse erstellt die Pflegeplanung in schriftlicher Form und führt im Idealfall die Pflege aus, solange sie anwesend ist. In der Abwesenheit der Primary Nurse wird die Pflege, entsprechend der Pflegeplanung, durch sogenannte Associate Nurses durchgeführt (vgl. Ersser / Tutton 2000: 7ff).

Primary Nursing ist zwar nicht per se gleichbedeutend mit gesteigerter Pflegequalität, kann aber diesbezüglich als ein förderlicher organisatorischer Rahmen betrachtet werden.

Die Zusammenarbeit und Kooperation zwischen den einzelnen Berufsgruppen im Krankenhaus kann gefördert werden. Alle professionell in der Institution Tätigen finden in der Primary Nurse eine kompetente „Informationsquelle", die als zentrale Schlüsselfigur bei der Koordination von Pflege- und Behandlungsleistungen agiert. Aufgrund der Personalsituation ist die patientenzentrierte Pflege als Langzeitziel einzuordnen (vgl. Giebing / Francois-Kettner 1996: 33). Dennoch wird deutlich, dass mit diesem patientenorientierten Pflegesystem die Patientenzufriedenheit im Vordergrund steht.

Zu dieser Problematik stellen die Verfasser folgende Aussagen, die im Experteninterview mit Frau Dr. Harrison-Neu deutlich wurden, fest. Taylorismus ist Erfolg versprechend, wenn es sich um zwangsläufige Arbeitsweisen handelt, die ein geringes Risiko umfassen. Nicht einzusetzen ist diese Betriebsführung bei enger Spezialisierung und bei Entscheidungen, die das Leben der Patienten gefährden könnten. Das Casemanagement nimmt hierbei eine Mittlerposition ein, fungiert für die Administration im gesamten Teamkonzept. Die Pflege hingegen vertritt bei der Kompetenzzurechnung ihren disziplinarischen Bereich, die Medizin zeigt Verantwortung für die fachliche und inhaltliche Struktur. Somit kann sich die Primary Nurse auf ihre rein patientenorientierten Aufgaben konzentrieren, die gesamte Logistik übernimmt das Casemanagement.

Die Durchführung eines Experteninterviews war hier angezeigt um die Bewertung von innovativen Gestaltungsprogrammen im Gesundheitswesen zu ergründen (vgl. Schaeffer / Müller-Mundt 2002: 269ff).

3. Qualitätsmanagement im Krankenhaus

„Qualität ist das Anständige." (Theodor Heuss)

Die Qualität eines Krankenhauses umfasst medizinische, organisatorische, verhaltensorientierte und dienstleistungsbezogene Aspekte (vgl. von Eiff 2000: 253).

Der Qualitätsbegriff ist für einen bestimmten Bereich zu definieren. So wird die Ergebnisqualität beispielsweise als Erfolg der medizinisch – pflegerischen Maßnahmen durch die erreichte Qualität des Behandlungsergebnisses beurteilt (vgl. Ziegenbein 2001: 99).
In Lexika wird Qualität mit den Begriffen Beschaffenheit, Güte, Wert erklärt (vgl. Duden 1999: 598).

Generell kann der Qualitätsbegriff, sehr subjektiv sein (vgl. Giebing / Francois-Kettner 1996: 14). Er unterliegt verschiedenen Auffassungen und Ansprüchen, die individuell ausgeprägt sein können.

3.1 Qualität im Gesundheitswesen

Qualität im Gesundheitswesen, versteht sich nach Williamson (vgl. Roes et al. 2000: 25) als die befriedigende Verbesserung des Gesundheitsstatus der Bevölkerung, ohne Ressourcen zu verschwenden.
DRGs werden den ökonomischen Druck in den Krankenhäusern induzieren, weiter zu rationalisieren. Damit besteht die Gefahr, dass die Qualität der Patientenversorgung abgesenkt wird, um im Kostenrahmen zu bleiben.
Deshalb haben viele Länder flankierend externe Qualitätssicherungsmaßnahmen zur DRG - Einführung mit durchgeführt. Diese zielen zunächst auf die Güte der Dokumentation (vgl. Grau 2001b: 5).

Des Weiteren müssen Ergebnisparameter in die externe Qualitätssicherung mit eingebracht werden, analog zu den bisherigen Qualitätssicherungsverfahren bei Sonderentgelt- und Fallpauschalen-Patienten.
Im Projektkrankenhaus wurde mit der Implementierung des Zertifizierungskonzepts KTQ begonnen[6].

Um einen hohen Qualitätsstandard zu erreichen, gilt es, entsprechende Voraussetzungen zu schaffen (vgl. Breinlinger-O'Reilly 1997: 212). Die notwendigen Strukturen müssen hervorgerufen werden: Strukturqualität. Die Behandlungsabläufe – Prozesse - müssen so geschaffen werden, dass sie den an sie gerichteten Anforderungen gerecht werden können: Prozessqualität. Die Ergebnisse, welche die geschaffenen Strukturen und Prozesse liefern, sollen ständig kontrolliert werden: Ergebnisqualität (vgl. Meinhold 1998: 120).
Entscheidend dabei ist es, die Mitarbeiter zu kontinuierlichen Verbesserungen zu motivieren und die Resultate transparent zu gestalten (vgl. Hildebrand 1999: 28ff).

3.2 Qualitätsmanagementsysteme im Krankenhaus

Nach Vorgaben und Strukturen von Qualitätssicherung und –management haben sich verschiedene Systeme entwickelt und werden als Zertifizierungs- oder Akkreditierungsverfahren verwendet (vgl. Meinhold 1998: 57). Für eine Zertifizierung ist die Überprüfung - von außen als Audit - von Konformität und Kompetenz einer Organisation hinsichtlich ihrer Strukturen, Prozesse und Ergebnisse nach festgelegten Gütekriterien bedeutend. Neben dem Audit muss für eine Akkreditierung hingegen noch eine interne Selbstbewertung durchgeführt werden.

---

[6] vgl. §135a SGB V

Die vier am weitesten verbreiteten bzw. am häufigsten verwendeten Modelle und Systeme sind (vgl. Graf et al. 1998: 9, Hildebrand 1999: 111ff):

- Die Normenreihe der DIN EN ISO 9000 ff (9000-9004): ISO
- Das Modell der „European Foundation for Quality Management": EFQM
- Das Modell der "Kooperation für Transparenz und Qualität im Krankenhaus": KTQ
- Das Modell der „Joint Commission on Accreditation of Healthcare Organisation": JCAHO.

Die Systeme ISO und EFQM wurden primär für die Industrie entwickelt und später an den Gesundheitsmarkt angepasst bzw. übertragen. Sie zielen auf eine bestmögliche Krankenversorgung unter bestmöglichen Arbeitsbedingungen für die Krankenhausmitarbeiter.

3.3   Qualitätsindikator Zertifizierung: KTQ[7]

Es ist zu erwarten, dass sich insbesondere das Modell der KTQ durchsetzen wird (vgl. Pietsch-Breitfeld et al. 2002: 698). Die KTQ bietet die Möglichkeit der Zertifizierung zum Nachweis der Einführung eines Qualitätsmanagements. Doch ein KTQ - Zertifikat allein führt keineswegs zu einer kontinuierlichen Qualitätsverbesserung im Sinne des § 135a SGB V.

Während KTQ die Einhaltung vorgegebener Regeln bestätigen wird, zielt das EFQM - Modell für Excellenze auf kontinuierliche Verbesserungen, die Aspekte der Ordnungsmäßigkeit einschließen. „KTQ" ist statistisch, „EFQM" hingegen dynamisch.

---

[7] Die Verwendung der Abkürzung KTQ in dieser Arbeit meint immer KTQ®, als eingetragene Marke.

3.3.1 Definition von KTQ

Das Akronym KTQ bezeichnet die Kooperation für Transparenz und Qualität im Krankenhaus. Diese Kooperation entstand aus dem Projekt „Machbarkeitsstudie zur Zertifizierung von Krankenhäusern". Durch das Bundesministerium für Gesundheit wurde dieses Projekt anerkannt und gefördert. Die Kooperation setzt sich aus drei Vertragspartnern, dem Verband der Angestellten-Krankenkassen / Arbeiter Ersatzkassen-Verband (VdAK / AEV), der Bundesärztekammer (BÄK) und der Deutschen Krankenhausgesellschaft (DKG), zusammen.

3.3.2 Zertifizierung nach KTQ

Die "Kooperation für Transparenz und Qualität im Krankenhaus" (KTQ) wurde 1997 gegründet mit dem Ziel, ein krankenhausspezifisches Zertifizierungsverfahren für die deutschen Krankenhäuser zu entwickeln. An der berufsübergreifenden Kooperation sind die Spitzenverbände der Krankenkassen, die Bundesärztekammer, die Deutsche Krankenhausgesellschaft und der Deutsche Pflegerat beteiligt. Seit dem Jahr 2002 kann jedes Krankenhaus ein freiwilliges Qualitätssiegel erwerben, mit dem es sich öffentlich werbend darstellen kann (www.ktq.de).

Entschließt sich ein Krankenhaus zur Teilnahme am Zertifizierungsverfahren, dann nehmen alle Krankenhausbereiche an der Zertifizierung teil.

Durch den KTQ - Qualitätsbericht können Patienten, niedergelassene Ärzte und die Krankenkassen erfahren, welche Leistungen in den Krankenhäusern erbracht werden. Weiterhin wie die Leistungsfähigkeit zu beurteilen ist, welche Ergebnisse durch ein Qualitätsmanagement erzielt worden sind und wie die Erfolge der Behandlung gewertet werden können. Die Patientenbefragung zur Zufriedenheit ist dabei ein entscheidendes Kriterium.

Die Qualität und die Effektivität der Leistungserbringung werden allerdings von der Verfügbarkeit (personelle- und Sachmittelressourcen, Fachrichtungs- und Bettenkapazitäten) beeinflusst. Dies erachten die Autoren für einen nicht zu unterschätzenden Aspekt.

Eine Zertifizierung wird in Zukunft Pflicht für jedes Krankenhaus werden. Zum jetzigen Zeitpunkt stellt eine Zertifizierung einen Wettbewerbsvorteil dar, in Zukunft wird sie selbstverständlich sein.

3.3.3 KTQ im Projektkrankenhaus

Der Qualitätsmanagement - Koordinator ist direkt bei der Selbstbewertung nach KTQ beteiligt. Im Krankenhaus wurden einige Arbeitsgruppen zur Beantwortung der Fragen nach den KTQ - Kriterien gebildet und diese arbeiten sie sukzessive ab. Involviert sind die Verwaltungsleitung, die Pflegedienstleitung, die Abteilungsleitungen Pflege sowie die ärztlichen Vertreter der Fachabteilungen, vorwiegend vertreten durch Oberärzte.

Es wurde ein Projektzeitplan entwickelt, wonach die Arbeitsgruppen die Kriterien abarbeiten. Erfahrungsgemäß werden pro Kriterium anderthalb bis drei Stunden benötigt. Parallel zur Bearbeitung der Kriterien werden zum jeweiligen Merkmal Dokumente gesammelt und Verbesserungspotenziale vorgeschlagen. Die Arbeitsgruppen sind interdisziplinär zusammengesetzt. Die Klärung der Unterscheidungszeichen erfolgt dann im Konsens. In einem Haus dieser Größenordnung ist das durchaus möglich, hätte das Haus mehr Betten, müssten die einzelnen Fachabteilungen die Kriterien zunächst für die Abteilung beantworten und sie später in einer Konsensgruppe zusammenführen.

3.4 Die Patientenbefragung als Instrument zur Qualitätssicherung

Die Qualität der medizinischen Versorgung in Deutschland steht im internationalen Vergleich auf hohem Niveau. Dennoch lassen sich im Vergleich zu anderen Ländern Qualitätsdefizite verzeichnen. Unterschieden wird zwischen der Strukturqualität (Sind die räumlichen und fachlichen Voraussetzungen gegeben?), der Prozessqualität (Wie sind die Abläufe organisiert?) und der Ergebnisqualität (Ist das Ergebnis der Behandlung optimal?). Maßnahmen zur Verbesserung der Qualität sind u. a. mehr Transparenz, Prüfung von Qualitätsmerkmalen und Zertifizierung medizinischer Einrichtungen sowie Leitlinien als Empfehlungen für Ärzte und Pflegepersonal bezüglich der medizinischen und pflegerischen Behandlung der Patienten.

Eine hohe Patientenzufriedenheit ist wichtig um die Position des Krankenhauses im Wettbewerb zu stärken. So wird den Patienten die Möglichkeit der Meinungsäußerung geboten.

3.5 Benchmarking in der Gesundheitswirtschaft

Benchmarking wird als Lernen von guten Ideen und Lösungen definiert. Die Orientierung strebt die Initiierung von kontinuierlichen Verbesserungsprozessen, die an dem jeweiligen Ist - Stand der beteiligten Einrichtungen ansetzen, und stetig weiter verbessert werden (vgl. Duden 2000: 127).

Zielsetzung ist die Unterstützung kontinuierlicher Verbesserungsprozesse. Dies wird dadurch erreicht, dass gute Erfahrungen systematisch ermittelt, deren Übertragbarkeit geprüft und die gewonnenen Erkenntnisse rasch umgesetzt sowie die Ergebnisse zeitnah gemessen werden. Hierzu wird ein systematischer Erfahrungsaustausch über Verfahren und Ergebnisse der Patientenversorgung organisiert.

Die wichtigsten Elemente des Benchmarkings in der Patientenversorgung sind die Dokumentation der Versorgungsabläufe, die zeitnahe Messung von Ergebnissen hinsichtlich vereinbarter Diagnosen, die Definition und Umsetzung von Verbesserungen im Versorgungsablauf und der systematische Austausch über die Erfahrungen in Benchmarkingkreisen und Fachforen.

3.5.1 Benchmarking als Wettbewerbsfaktor

Das auf dieser Definition basierende Benchmarkingverfahren erfolgt in drei Stufen (vgl. Bandemer et al. 2001: 151ff):

- Gute Ideen und Lösungen werden durch systematische Vergleiche ermittelt, um gezielt und kontinuierlich nach entsprechenden Verbesserungspotenzialen zu suchen.
- Die Übertragbarkeit muss überprüft werden, Organisationskultur sowie die spezifischen Aufgaben und Bedürfnisse angepasst werden.
- Entsprechend geeignete Lösungen müssen konsequent umgesetzt werden, um schnell und effizient Verbesserungen anzustoßen, die kontinuierlich weiterentwickelt werden sollen.

Den Ausgangspunkt des Benchmarkings bilden quantitative Erhebungen, die der Erfassung der Ergebnisqualität der jeweiligen Einrichtung im Vergleich zu den Benchmarkingpartnern dienen. Die Patientenbefragung berücksichtigt die Kriterien, die von den Patienten beurteilt werden können unter der KTQ - Prämisse. Ein erster Vergleich kann daher durch die Gegenüberstellung der Beurteilung von Patienten erfolgen und somit die Außenperspektive abgleichen.

3.5.2 Die Balanced Scorecard als innovatives Controllinginstrument

Die Verbindlichkeit von Verbesserungsmaßnahmen kann durch messbare Ziele definiert werden. Dabei geht es auch um die Etablierung eines kontinuierlichen Steuerns mit Kennzahlen (vgl. Thiele 2002: 192ff).

Dabei erweist sich ein differenziertes Messen anhand von Balanced Scorecards als förderlich. Balanced Scorecards bilden im Benchmarking eine Basis für einen Krankenhausvergleich an (vgl. Hildebrand 1999: 138ff und Greulich et al. 2002: 63ff).

Balanced Scorecards betrachten das Unternehmen bzw. Krankenhaus aus vier Perspektiven: Finanzwirtschaft, Kunden, interne Prozesse, Lernen und Wachstum.

Die Kundenperspektive tritt im Zusammenhang mit der Patientenbefragung in den Vordergrund. So sind die für den Patienten relevanten Kennzahlen bei der Kundenperspektive:

- Die medizinische Versorgung
- Die Pflegeversorgung
- Die Hotellerie
- Der Standort des Krankenhauses (vgl. Greulich et al. 2002: 71ff).

Die Parallelen zum Fragebogen und zu den Ergebnissen der Patientenbefragung werden hier deutlich.

Die Balanced Scorecard könnte sich zu einem Werkzeug entwickeln, die Ergebnisse des Krankenhauses erfolgreich zu verbessern. Zugleich könnte sie Basis für einen Krankenhausvergleich sein (vgl. Hildebrand 1999: 138ff).

Auf eine weitere Beschreibung der Balanced Scorecard als Controllinginstrument soll hier verzichtet werden.

4. Projektbeschreibung

Im Rahmen der Projekt- und Diplomarbeit an der Evangelischen Fachhochschule Berlin haben die Autoren unter Anleitung der Beratungsfirma Harrison Consulting GmbH Berlin in einem Krankenhaus eine Befragung durchgeführt. Die Ideensammlung begann bereits im Mai letzten Jahres, unmittelbar nach dem Praktikumsemester bei Harrison Consulting. Von Seiten unserer Fachhochschule übernahm Frau Prof. Dr. Meinhold die Betreuung der Arbeit.

4.1 Projektfindung und Projektkonzeption

Das Projekt führten wir im Auftrag des Krankenhauses durch. Harrison Consulting trat dabei als Vermittler und Betreuer auf. Auslöser des Projektes war das vermehrt auftretende Beschwerdeverhalten der Patienten in Bezug auf die Wartezeiten in der chirurgischen Ambulanz.

Eine Befragung zur Patientenzufriedenheit im Krankenhaus stellt eine besondere Herausforderung dar. Es besteht die Notwendigkeit einer Orientierung zum Patienten hin mit dem Selbstverständnis eines Kunden (vgl. Zapp 2002: 4).

Um den Erwartungen und Wünschen der Patienten zu entsprechen, müssen diese ermittelt werden. Dabei stellen Beschwerden die deutlichste Form der Kritik dar.

4.2 Theoretischer Teil

Um Forschungsarbeiten, Befragungen und Projekte zu finden, die zum Thema Patientenzufriedenheit bereits durchgeführt wurden, führten die Verfasser im Vorfeld ein Literaturstudium durch. Somit verschafften wir uns einen Überblick zu bereits erfolgten Patientenbefragungen.

Neben der Überprüfung der vorhandenen Literatur in verschiedenen Berliner Bibliotheken, studierten wir viele relevante Zeitschriften und führten eine umfangreiche Internetrecherche durch. Dabei grenzten wir das Thema ein.

In Tabelle 1 stellen wir auszugsweise einen Überblick zur Internetrecherche dar. Für diese dargestellten Erkenntnisse nutzten wir die Suchquelle www.google.de.

Die umfangreiche Recherche im Internet und in der Fachliteratur erbrachte folgende Ergebnisse. Generell werden flächendeckend Patientenbefragungen durchgeführt. Darin werden allgemeine Aussagen, z. B. über das Essen abgefragt. Es handelt sich dabei größtenteils um die Verteilung eines Fragebogens bei der Aufnahme. Der Patient sollte ihn am Entlassungstag ausgefüllt wieder abgeben (vgl. Lüthy 1998: 29). Dies ist oftmals nicht der Fall, denn während des Klinikaufenthaltes wurde der Fragebogen inzwischen vergessen. Diese Tatsache haben wir auch im Projektkrankenhaus beobachtet und bestätigen diese Aussage zudem aus eigener Erfahrung.

Einige Krankenhäuser, die ein Qualitätsmanagementsystem implementiert haben, weisen hingegen auch ein Beschwerdemanagement auf. Hier finden spezielle Fragebogenkataloge, beispielsweise in Form von Feedbacksystemen, Anwendung (vgl. www.zkh-nord.de).

Suchbegriff	Quelle	Datum	Ergebnis
Patientenbefragung Fragebogen Krankenhaus	www.metrik.org	19.7.02	• Kummerkasten • Marketingorientierte Untersuchungen • Benchmarkingtools zur Qualitätssicherung und -steigerung
Patientenbefragung Fragebogen Krankenhaus	www.gesundheitconsult.de	19.7.02	• Für Interne Vergleiche • für Externe Vergleiche • als Frühwarn- und Monitorringinstrument • als Marketing- und Motivationsinstrument • als Argumentationshilfe gegenüber den Kostenträgern • zur Zertifizierung
Patientenbefragung Zufriedenheit Ambulanz	www.demo-pro-qm.de	19.7.02	• Prozessmanagement der praestationären Aufnahme von Patienten: Prozessbeschreibung der vorstationären Versorgung d. Patienten, strukturieren und optimieren d. geplanten Patientenaufnahme. Abbau von Terminen an verschiedenen Tagen sowie Vermeiden

	von langen Wartezeiten. Es wird ständig überwacht und geprüft, ob sich die Spitzenbelastungen in den Funktionsbereichen reduzieren. • Optimerung der Schnittstellen der Ambulanz / Notaufnahme / chirurgisches Sekretariat: Verhindern der Wartezeiten für die Patienten. Verbesserung d. Kommunikation der einzelnen Bereiche u. Mitarbeiter untereinander. Die Ziele konnten nur teilweise erreicht werden, da die baulich-räumlichen u. personellen Rahmenbedingungen eine befriedigende Lösung nicht zulassen. Deutlich verbessert haben sich die interne und externe Kommunikation. • "Wartezeit ist diejenige Zeit, in der sich das an der Patientenversorgung beteiligte Personal nicht (direkt) um den Patienten kümmert" - eine klare patientenorientierte Definition ist dem Projekt "Wartezeiten" vorangestellt.	
Patientenbefragung Zufriedenheit Ambulanz	www.klinikum-nuernberg.de	15.8.02

		• Patientenbefragungen bilden wichtige Instrumente, um die Kundenorientierung von Krankenhäusern zu überprüfen und festzustellen, wie die Patienten die Leistungen eines Hauses beurteilen.
Patientenbefragung Gesundheitswesen	www.gsf.de 10.9.02	• Erst im Zuge der Durchsetzung des Gebots zu umfassender Qualitätssicherung gelang es allmählich, auch die Durchführung von planvoll angelegten Patientenbefragungen als eine Aufgabe zu verankern, der sich qualitäts- und kundenbewusste Versorgungseinrichtungen selbstverständlich zu befleißigen hätten. Mittlerweile sind solche Befragungen, zumindest im stationären Sektor des Gesundheitswesens, weit verbreitet, für viele Akutkrankenhäuser eine regelmäßige, für die meisten Reha-Kliniken sogar eine verpflichtende Übung

Tabelle 1: Internetrecherche

4.3 Das Projektdesign – vom Forschungsthema zur Forschungsfrage

Das Thema der Projektarbeit war die Patientenzufriedenheit. Nach der Literaturrecherche und der Prozessaufnahme im Projektkrankenhaus lautete die Forschungsaufgabe, die Ermittlung der Patientenzufriedenheit in der chirurgischen Ambulanz festzustellen.
Patientenzufriedenheit ist die subjektive Einschätzung des Patienten, dass das empfangene Leistungsniveau das als berechtigt empfundene Anspruchsniveau erreicht oder überschreitet (vgl. Zapp 2002: 302ff).
Es ist wie mit dem Qualitätsbegriff, eine Sache der Wahrnehmung und liegt im Auge des Betrachters (vgl. Katz / Green 1996: 129).

4.4 Das Projektkrankenhaus

Das Projektkrankenhaus ist Teil eines Klinikverbundes, zu dem drei Akutkliniken, zwei Pflegeheime und eine geriatrische Rehabilitationsklinik gehören. Es handelt sich um ein Kreiskrankenhaus der Regelversorgungsstufe mit einer Gesamtzahl von 317 Planbetten sowie fünf Fach- und Belegabteilungen. In der Klinik befindet sich eine chirurgische Ambulanz, in der sowohl Regelpatienten im Rahmen der regelmäßig stattfindenden Sprechstunden als auch Notfallpatienten medizinisch versorgt werden.
Als Besonderheit besitzt die Poliklinik eine Zulassung zur Beteiligung am Durchgangsarztverfahren der gesetzlichen Unfallversicherungsträger nach § 34 SGB VII, die Berufsgenossenschaftliche Ambulanz: BG – Ambulanz.

4.4.1 Zielsetzung des Gesamtprojektes

Die derzeitige Ausgangssituation der Ambulanzsprechstunde zeigt vor allem einen hohen Durchsatz an ungeplanten Patienten mit erheblichen Problemen bei der Organisation von alltäglichen Prozessabläufen. Damit verbunden ist neben einer latenten Patientenunzufriedenheit und erhöhten Mitarbeiterbelastung ein potentieller Erlösverlust vor allem durch den suboptimalen Betrieb der BG - Ambulanz. Zur Optimierung des Einsatzes personaler und räumlicher Ressourcen plant der Klinikumsvorstand die Realisierung einer Prozessablaufanalyse mit konsekutiver Implementierung eines optimierten Organisationskonzeptes.

Die Zielsetzung ist dabei auf die Reorganisation und Prozessoptimierung der Arbeitsabläufe in der gesamten chirurgischen Ambulanz fokussiert. Dazu soll ein Organisationskonzept nach medizinisch und ökonomisch objektiven Kriterien erarbeitet werden.

Eine externe Unterstützung für die Umsetzung des Projekts durch eine Firma, die bereits diesbezügliche Erfahrungen hat, ist erwünscht und verspricht aus Sicht der Klinikleitung eine strukturierte und strategisch sinnvolle Vorgehensweise sowie eine rasche Durchsetzung. Dabei wird größtmöglicher Wert auf die enge Zusammenarbeit mit den Mitarbeitern gelegt, um die hausinternen Kenntnisse möglichst effizient einzubinden und die Vor – Ort - Begleitung der Durchführung und Implementierung zu garantieren.

Es wird ein Organisationskonzept für die chirurgische Ambulanz erstellt, das Synergieeffekte für die gesamte Poliklinik vorsieht. Der Schwerpunkt liegt dabei auf die künftige Tragfähigkeit der etablierten Strukturen.

4.4.2 Methodischer Ansatz des Gesamtprojektes

Das Projekt hat drei klare und quantifizierbare Ziele. Diese sind:

- eine Erhöhung der Effizienz der Arbeitsprozesse: Prozessoptimierung
- eine Optimierung der Ressourcennutzung auf Ebene der Ambulanz: Ertrags- und Kosten - Effektivitätssteigerung und
- eine Steuerung der Ambulanzleistung gemessen am Patientenflow und an der Patienten- bzw. Mitarbeiterzufriedenheit durch Case Management: Anwendung von Strategien zur Qualitätssteigerung, Koordination und Verteilung von Dienstleistungen (vgl. Hufnagel / Sen 2003: 302)

Dies wird durch folgende Schritte eingeleitet:

1. Bestandsaufnahme – Patientenzufriedenheit
2. Bestandsaufnahme – Arbeitsablauf
   a) Durchführung einer Arbeitsablaufanalyse in der chirurgischen Ambulanz
   b) Durchführung einer Ressourcenanalyse in der chirurgischen Ambulanz
3. Etablieren eines Casemanagements
4. Evaluierung der Ertragspotenziale des neuen Organisationskonzeptes

Unser Part am Gesamtprojekt war die Ermittlung der Patientenzufriedenheit mit Handlungsempfehlungen für eine adäquate Prozessoptimierung sowie die Mitarbeit an der Erarbeitung des Messblattes zur Zeitmessstudie. Das Messblatt befindet sich im Anhang. Hier werden die Zeiten notiert, die der Patient im jeweiligen Bereich während des Aufnahmeprozesses verbringt.

4.5 Inhaltliche Projektbeschreibung

Der Ausgangspunkt der Analyse umfasst die subjektive Wahrnehmung der Dienstleistung (medizinisch, pflegerisch, administrativ) sowie die objektive Bemessung der Arbeitsabläufe aus Sicht der Mitarbeiter, Patienten und deren Angehörigen. Mit Hilfe eines Fragebogens / Interviews wird über einen Zeitraum von einer Woche eine Patientenbefragung vor Ort durchgeführt. Dies wird über quantitativ sowie qualitativ auswertbare Fragenkataloge erfasst, die nach Abschluss der Befragungsphase ausgewertet werden. Die Themenschwerpunkte umfassen u. a. Fragenkomplexe zu organisatorischen Abläufen, wie z. B. Terminvergabe, Zeitspanne bis zum Arztkontakt, Zusammenarbeit mit Schnittstellenbereichen und zu medizinischen Abläufen wie z. B. subjektive Qualität der Patientenversorgung.

4.6 Methodisches Vorgehen / Projektphasen

Ursprünglich war auch die Bestimmung der Mitarbeiterzufriedenheit durch einen Fragebogen, den es von uns zu erstellen galt, geplant. Die Krankenhausleitung verzichtete zum relevanten Zeitraum jedoch darauf.
Parallel sollte eine Zeitmessstudie erfolgen, um anschließend ein Sollkonzept zu erstellen. An der Ausarbeitung des Datenmessblattes waren wir beteiligt. Aus organisatorischen Gründen wurde die Studie verschoben und erst nach unserer Projektzeit gestartet.
Ziel des Projektes ist die Verkürzung der Wartezeiten für die Patienten. Als Standardwert sollte die Wartezeit unter 20 Minuten liegen (vgl. VKD 1997: 172). Dieses Krankenhaus strebt eine Wartezeit von unter 30 Minuten an.

4.6.1 Projektvorbereitung und –verlauf

In nachfolgender Tabelle werden die Vorbereitung und der Verlauf des Projektes dargestellt.

Zeitraum	Verlauf
Mai – Juli 2002	• Projektbesprechung mit den Betreuern
Juli – August 2002	• Internet- und Literaturrecherche
August 2002	• Projektplanung
September 2002	• Konzepterstellung und – vorstellung
Oktober 2002	• Groberstellung der Fragebögen zur Patienten- und Mitarbeiterzufriedenheit • Fragebogenentwurfe • Projektvorstellung vor Ort, Projektsitzung mit den Krankenhausmitarbeitern • Prozessaufnahme • Einbindung des Betriebsrates • Interviews mit Ambulanzmitarbeitern in zwei verschiedenen Berliner Krankenhäusern • Pretest in einem Berliner Krankenhaus
November 2002	• Bearbeitung des Patientenfragebogens • Besprechung des Fragebogens mit den beteiligten Krankenhausmitarbeitern • Durchführung der Fragebogenaktion an fünf aufeinander folgenden Tagen (einschließlich Wochenende) zu verschiedenen Uhrzeiten
Dezember 2002	• Auszählen der Fragebögen • Kategorienbildung • Ideensammlung

	• Weitere Planung
	• Aufgabenverteilung
	• Internet- und Literaturrecherche
Januar 2003	• Statistische Fragebogenauswertung und graphische Darstellung
	• Grobgliederung zur Diplomarbeit
Februar 2003	• Datenauswertung und graphische Darstellung
	• Präsentationsvorbereitung
März 2003	• Fertigstellung der Präsentation
	• Fertigstellung eines Referats, des Handouts und der Software
März 2003	• Präsentation der Ergebnisse im Projektkrankenhaus

Tabelle 2: Projektverlauf

4.6.1.1 Prozessaufnahme

Bei der Prozessaufnahme wurden die Aufnahme eines Patienten, die Versorgung und Untersuchung in der Ambulanz, die Stationsaufnahme und die Entlassung erprobt. Es wurden die Abläufe aufgenommen, die für die Erstellung des Messblattes erforderlich sind.

Dazu gehören Informationen über den Patienten, die Registrierung, die Untersuchungen sowie Disposition und die Stationsaufnahme.

4.6.1.2 Interviews in Berliner Krankenhäuser

Um einen Einblick in die Ablauforganisation von chirurgischen Ambulanzen mit berufsgenossenschaftlicher Zulassung zu erhalten, führten wir Experteninterviews durch.

Das erste Interview fand mit dem Abteilungspfleger der Ambulanz eines Berliner Krankenhauses statt. Bezeichnend waren folgende Ergebnisse:

- ➢ Die erste Hilfe wird von der Rettungsstelle durchgeführt.
- ➢ Notfallpatienten der Rettungsstelle haben Vorrang, deshalb kommt es oft zu Wartezeiten für die Regelpatienten.

In einem anderen Berliner Krankenhaus befragten wir den leitenden Oberarzt. Die wichtigsten Resultate sind:

- ➢ Der Oberarzt ist, zusammen mit zwei weiteren Ärzten, verantwortlich für die Rettungsstelle und die Notfallaufnahme. Die Arbeitsabläufe sind gut organisiert, es gibt aber noch Optimierungspotential in Bezug auf die Räumlichkeiten. Von den Patienten wird bemängelt, dass für sie nicht nur ein Arzt zuständig ist. Dies lässt sich allerdings auf Grund von verschiedenen Diensten nicht immer realisieren.
- ➢ Die selektive Sprechstunde läuft getrennt von der Notfallaufnahme ab.
- ➢ Die Koordination der Termine übernimmt die Arzthelferin. In der Regel stimmt sie diese mit der Berufsgenossenschaft oder mit dem Durchgangsarzt, ggf. auch mit den Patienten individuell ab.
- ➢ Der Durchgangsarztbericht F 1000 wird bei der Erstversorgung vom behandelnden Arzt im Anschluss an die Untersuchungen geschrieben. Der Patient erhält eine Kopie.
- ➢ Die Räumlichkeiten der Ambulanz sind zufriedenstellend. Da die Ambulanz erst nachträglich integriert wurde, sind sie aber nicht optimal.

In beiden Krankenhäusern wurden noch keine Befragungen hinsichtlich der Patientenzufriedenheit in der chirurgischen Ambulanz organisiert.

4.7 Das Forschungsdesign

Das Forschungsdesign beschreibt die grundsätzliche Anordnung, das Vorgehen bei einer Forschungsarbeit. Prinzipiell ist das Design den konkreten Erhebungs- und Auswertungsmethoden übergeordnet.
Im vorliegenden Projekt handelt es sich um ein nicht - experimentelles Untersuchungsdesign.

4.7.1 Definition

Bei diesem Untersuchungsdesign ist eine Unterscheidung hinsichtlich des Zeitpunktes und der Häufigkeit der Datenerhebung zu unterscheiden. Wir haben eine Längsschnittstudie in Form einer Interventionsstudie vorgenommen.
Die Datenerhebung erfolgt zu zwei Zeitpunkten mit denselben Methoden. Wir übernahmen die erste Datenerhebung. Nach dem Einsatz der Zeitmessstudie und der Initiierung eines Patientenbestellsystems als Interventionen wird die zweite Datenerhebung erfolgen.

4.7.2 Der Forschungsprozess

Der Forschungsprozess ist der logische Ablauf der Forschungsarbeit (vgl. Mayer 2002: 177).

Während der Planungsphase wurde von den Verfassern die Ausgangslage analysiert.

Das Forschungsziel, die Bestimmung der Patientenzufriedenheit, haben wir formuliert und wir haben uns auf Arbeitsdefinitionen geeinigt. Ferner sondierten wir die Fachliteratur.

In der Vorbereitungsphase erstellten die Autoren einen Untersuchungsplan.

Die Datenerhebung erfolgte in der Durchführungsphase.

Die Auswertung und Interpretation der Ergebnisse als Datenauswertung führten wir in der Auswertungsphase durch.

Nun schließt sich die Publikationsphase, in der die Daten verbreitet und veröffentlicht werden, an. Bislang wurden die Resultate dem Projektkrankenhaus in multimedialer Form zur Verfügung gestellt. Eine Veröffentlichung ist angedacht.

4.7.3 Graphische Darstellung des Forschungsprozesses

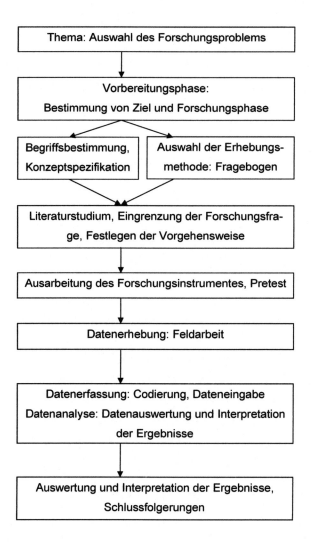

Abbildung 1: Forschungsprozess

4.7.4 Ziele der Pflegeforschung

Primäres Ziel der Pflegeforschung ist es, durch die Sicherung und Verbesserung der Pflegequalität eine wissenschaftlich fundierte Wissensgrundlage zu bewirken. Damit werden die Heilungschancen, die Versorgungsstruktur sowie die Lebensqualität verbessert (vgl. Mayer 2001: 41). Die Patientenzufriedenheit steigt zum Zielkriterium der Krankenhausleistungen auf.

4.7.5 Untersuchungsdesign - Methode

Mit dem Fragebogen haben wir uns auf die Kombination von quantitativen und qualitativen Aussagen festgelegt. Diese Methode bezeichnet man in der Sozialforschung als Triangulation (vgl. Mayer 2002: 82). Sie wird kontrovers diskutiert.
Wir nutzen mit der methodenübergreifenden simultanen Triangulation den Vorteil einer ganzheitlichen Betrachtungsweise und sind in der Lage, breitere und fundierte Kenntnisse zu erzielen (vgl. Lamnek 1995: 245ff und LoBiondo-Wood / Haber 1996: 315). Es ermöglicht die Erweiterung der wissenschaftlichen Perspektive. Die Ergebnisse müssen getrennt ausgewertet werden, und so können sich qualitative und quantitative Methoden ergänzen (vgl. Morse / Field 1998: 159). Die Auswahl der Triangulation als Methode ist für unsere Studie sinnvoll, da wir sowohl qualitative als auch quantitative Ergebnisse erhielten.

4.7.6 Untersuchungsdesign - Variablen

Die empirische Untersuchung im Ambulanzbereich des Projektkrankenhauses wurde für folgende Bereiche konzipiert:

- Qualität der medizinischen Versorgung
- Zusammenarbeit der Berufsgruppen und Wartezeiten
- Aufnahme und Entlassung
- Infrastruktur und Wege
- Sauberkeit und Hygiene im Ambulanzbereich
- Kontaktmöglichkeiten und Angehörigenintegration

Für jeden Bereich haben wir uns gefragt: Wie ist der Ist-Stand und welche Ressourcen sind vorhanden?

4.7.7 Befragung anhand des Fragebogens

Das Forschungsthema ist die Frage nach der Patientenzufriedenheit. Sie wird in Frage gestellt, untersucht und analysiert. So können neue, nützliche Informationen erzielt werden (vgl. Mayer 2002: 178).
Für die empirische Untersuchung wurde von uns ein Fragebogen entwickelt, fachlich von Frau Prof. Dr. Meinhold - Evangelische Fachhochschule Berlin - begutachtet, in einem Pretest mit 10 Probanden getestet, und anschließend überarbeitet. Aufgrund des beschränkten Projektzeitraumes war es den Autoren nicht möglich, den Fragebogen auf die Gütekriterien – Objektivität, Validität und Reliabilität - der empirischen Forschung zu überprüfen.
In diesem Sinn steht im deutschsprachigen Raum bislang kein wissenschaftliches Instrument zur Erfassung der Patientenzufriedenheit zur Verfügung (vgl. Lauterbach / Schrappe 2001: 402).
Die sechste überarbeitete Version des Fragebogens wurde verwendet.

4.7.7.1. Quantitative Forschung

Bei quantitativen Untersuchungen sind die Begriffe Population, Stichprobe und Repräsentativität von Bedeutung (vgl. LoBiondo-Wood / Haber 1996: 312 ff).

Mit der Population oder Grundgesamtheit wird die Gesamtheit aller Patienten bezeichnet, die in der chirurgischen Ambulanz versorgt wurden.

Eine Stichprobe ist ein Teil der Population. Mit 88 auswertbaren Fragebogen handelt es sich um eine große Stichprobe.

Repräsentativität bedeutet, dass die Stichprobe die Population widerspiegelt. Diese Studie ist folglich bei einer Gesamtzahl von Patienten repräsentativ. Die Gewinnung der Stichprobe erfolgte nach dem Zufallsprinzip, folglich randomisiert.

4.7.7.2 Qualitative Forschung

In der qualitativen Forschung geht es um die Erforschung der persönlichen – subjektiven - Wirklichkeit der Patienten (vgl. Mayring 2002: 1ff). Qualitative Methoden sind sinnvoll, wenn ein Phänomen von einer arglosen Einstellung aus beschrieben wird. Durch diese Kenntnis erhalten wir mehr Transparenz der Perspektiven von Menschen, die sich mit Gesundheit und Krankheit innerhalb unterschiedlicher Kontexte beschäftigen (Morse / Field 1998: 1ff).

4.7.7.3 Ethische Aspekte

Es ist erforderlich, dass die Untersuchung als ethisch unbedenklich eingestuft werden kann (vgl. Mayer 2001: 55ff).

Hierzu waren im Vorfeld folgende Fragen zu klären:

- Wie kann die Anonymität gewährleistet werden?
- Welche Risiken bestehen? Wie groß ist der Nutzen der Studie im Vergleich zum Risiko?
- Wann, wie und worüber werden die Patienten informiert?

Wir haben die grundlegenden Faktoren des Persönlichkeitsschutzes berücksichtigt. Sie enthalten:

- Umfassende Information und freiwillige Zustimmung zur Teilnahme in Form des persönlichen Gesprächs
- Anonymität, denn es wurden keine Namen erfragt
- Schutz des Einzelnen vor eventuellen psychischen und physischen Schäden; den Patienten wurde Zeit gelassen, und es war für eine ruhige und bequeme Atmosphäre gesorgt.

Die ethischen Belange der vorliegenden Forschungsarbeit konnten wir als unbedenklich einstufen.

4.8 Ergebnisse / Datenanalyse / Interpretation

Bei der quantitativen Analyse der Daten haben die Autoren die deskriptive Statistik, in Form der Bestimmung von Prozenten und Mittelwerten, angewandt. Alle Daten wurden mit der Software Microsoft Excel 2000 bearbeitet. Die gewonnenen Daten sind nachstehend durch Text, Tabellen und verschiedene Arten von Grafiken dargestellt.

Für die qualitative Auswertung bildeten wir Kategorien. Ausgewählte Fragen mit signifikanten Merkmalen sind ausgewertet, dargestellt und interpretiert.

5. Auswertung Fragebogen zur Patientenzufriedenheit in einer chirurgischen Ambulanz

In der Auswertung haben wir eine Auswahl vorgenommen. Der gesamte Fragebogen und die übrigen Auswertungsdaten sind im Anhang ersichtlich. Eine Bewertung, eine Beschreibung und Auseinandersetzung mit den ausgewählten Daten erfolgt im Punkt 6.3. Diskussion der Ergebnisse.

5.1 Allgemeine Daten

Anzahl möglicher Personen: 94 Personen

Anzahl befragter Personen: 88 Personen

Zeitraum der Befragung: 13.11.- 18.11.2002

Zeitspanne der Befragung: 9 - 20.00 Uhr

5.2 Erhebung der demographischen Daten

Wir stellten die Anzahl der weiblichen und männlichen Personen und die Altersstruktur fest.

5.2.1 Geschlechteranteil

Anzahl weiblich: 44 Personen

Anzahl männlich: 44 Personen

5.2.2 Altersstruktur

< 20- 29 Jahre:	18 Personen
30- 39 Jahre:	16 Personen
40- 49 Jahre:	13 Personen
50- 59 Jahre:	14 Personen
60- 69 Jahre:	13 Personen
70- >80 Jahre:	14 Personen

Tabelle 3: Altersstruktur

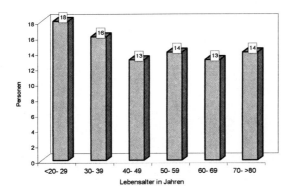

Abbildung 2: Altersstruktur

Bei der Altersstruktur ist die Verteilung auf die verschiedenen Altersgruppen annähernd ausgeglichen.

5.2.3 Verteilung nach dem Grund des Besuches

1.Hilfe- Patienten   N = 50

BG – Patienten   N = 20

stationäre Patienten   N = 18

Die Abkürzung BG steht für Berufsgenossenschaft.

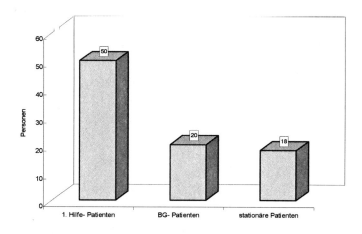

Abbildung 3: Verteilung nach dem Grund des Besuches

Der Anteil 1.Hilfe – Patienten beträgt 56,8%, der Anteil BG - Patienten beläuft sich auf 22,7%, und der Anteil stationäre Patienten beträgt 20,45%.

5.3 Auswertung Fragekomplex I. : Qualität der medizinischen Versorgung

Die Auswertungsdaten beziehen sich auf die Qualität der medizinischen Versorgung.

5.3.1 Auswertung – Fachliches Können der Ärzte

Frage 2: Fachliches Können der Ärzte	Patienten gesamt N = 88	stationäre Patienten N = 18	1. Hilfe- Patienten N = 50	BG- Patienten N = 20
sehr zufrieden	47	8	29	10
zufrieden	32	8	15	9
weniger zufrieden	2	1	1	0
unzufrieden	1	0	2	0
kann ich nicht beurteilen	5	1	3	1

Tabelle 4: Fragekomplex I. - Frage 2 (Gesamtübersicht)

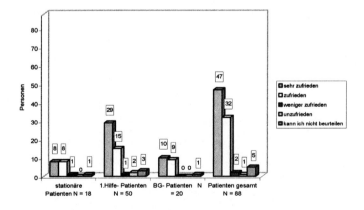

Abbildung 4: Fragekomplex I. - Frage 2 (Gesamtübersicht)

Mit dem fachlichen Können der Ärzte sind 89,77% der Gesamtpatienten sehr zufrieden bzw. zufrieden.

5.3.2 Auswertung – Informationen über Eingriffe und Behandlungen

Frage 3: Informationen über Eingriffe und Behandlungen		Patienten gesamt N = 88	stationäre Patienten N = 18	1. Hilfe- Patienten N = 50	BG- Patienten N = 20
	sehr zufrieden	43	9	28	6
	zufrieden	34	8	17	9
	weniger zufrieden	5	1	1	3
	unzufrieden	3	0	2	1
	kann ich nicht beurteilen	3	0	2	1

Tabelle 5: Fragekomplex I. Frage 3 (Gesamtübersicht)

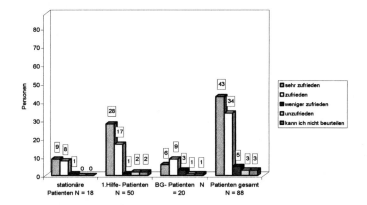

Abbildung 5: Fragekomplex I.- Frage 3 (Gesamtübersicht)

Zufriedenheit bekunden 87.5% der Gesamtpatienten, 9% sind weniger zufrieden bzw. unzufrieden.

5.3.3 Auswertung - Zuwendung des Pflegepersonals

Frage 5: Zuwendung des Pflegepersonals		Patienten gesamt N = 88	stationäre Patienten N = 18	1. Hilfe- Patienten N = 50	BG- Patienten N = 20
	sehr zufrieden	42	11	24	7
	zufrieden	34	6	19	9
	weniger zufrieden	3	0	2	1
	unzufrieden	1	0	1	0
	kann ich nicht beurteilen	8	4	4	3

Tabelle 6: Fragekomplex I. - Frage 5 (Gesamtübersicht)

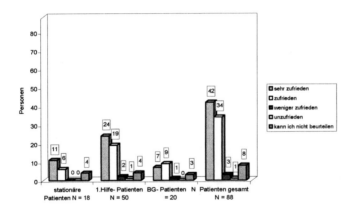

Abbildung 6: Fragekomplex I. - Frage 5 (Gesamtübersicht)

Die persönliche Zuwendung des Pflegepersonals bewerten 76% positiv, nur 4,5% bemängeln die Zuwendung.

5.3.4 Auswertung – Bisheriges Behandlungsergebnis

Frage 6: Bisheriges Behandlungsergebnis	Patienten gesamt N = 88	stationäre Patienten N = 18	1. Hilfe- Patienten N = 50	BG- Patienten N = 20
sehr zufrieden	11	3	6	2
zufrieden	36	0	29	7
weniger zufrieden	19	3	9	7
unzufrieden	7	2	3	2
kann ich nicht beurteilen	15	10	3	2

Tabelle 7: Fragekomplex I. Frage 6 (Gesamtübersicht)

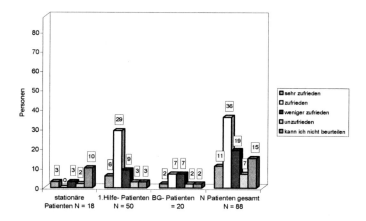

Abbildung 7: Fragekomplex I. - Frage 6 (Gesamtübersicht)

Das Behandlungsergebnis beurteilen 29,5% der Gesamtpatienten als weniger bzw. nicht zufrieden stellend. Angaben zum Grund wurden nicht gemacht.

5.4 Auswertung Fragekomplex II.: Zusammenarbeit der Berufsgruppen und Wartezeit

Die Auswertungsdaten beziehen sich auf die Zusammenarbeit der Berufsgruppen und die Wartezeiten.

5.4.1 Auswertung - Ablauforganisation

Frage 2: Ablauforganisation		Patienten gesamt N = 88	stationäre Patienten N = 18	1. Hilfe- Patienten N = 50	BG- Patienten N = 20
	sehr zufrieden	31	5	21	5
	zufrieden	34	10	17	7
	weniger zufrieden	15	1	7	7
	unzufrieden	3	1	2	0
	kann ich nicht beurteilen	5	1	3	1

Tabelle 8: Fragekomplex II: - Frage 2 (Gesamtübersicht)

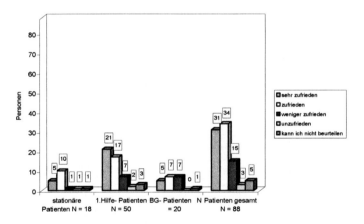

Abbildung 8: Fragekomplex II.- Frage 2 (Gesamtübersicht)

Bei der Ablauforganisation sind 20,45% weniger bzw. unzufrieden. Ein hoher Anteil von mehr als ⅔ der BG – Patienten ist erkennbar.

5.4.2 Auswertung – Führung der Ambulanz insgesamt

Frage 4: Führung Ambulanz insgesamt		Patienten gesamt N = 88	stationäre Patienten N = 18	1. Hilfe- Patienten N = 50	BG- Patienten N = 20
	sehr zufrieden	32	6	20	6
	zufrieden	41	9	24	8
	weniger zufrieden	10	2	4	4
	unzufrieden	0	0	0	0
	kann ich nicht beurteilen	5	1	2	2

Tabelle 9: Fragekomplex II. Frage 4 (Gesamtübersicht)

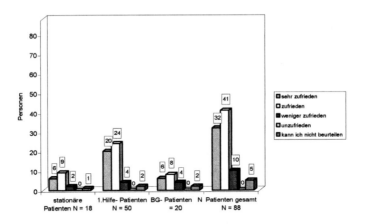

Abbildung 9: Fragekomplex II.- Frage 4 (Gesamtübersicht)

Die Führung der Ambulanz sehen 82.9% der Befragten positiv. 1,4% der Gesamtpatienten sind mit der Führung der Ambulanz weniger zufrieden.

5.4.3 Auswertung - Wartezeit Röntgen

Frage 5.2: Wartezeit Röntgen	Patienten gesamt N = 88	stationäre Patienten N = 18	1. Hilfe- Patienten N = 50	BG- Patienten N = 20
sehr zufrieden	12	2	8	2
zufrieden	26	8	12	6
weniger zufrieden	17	0	11	6
unzufrieden	10	5	2	3
kann ich nicht beurteilen	23	3	17	3

Tabelle 10: Fragekomplex II.- Frage 5.2. (Gesamtübersicht)

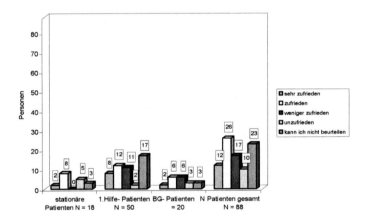

Abbildung 10: Fragekomplex II.- Frage 5.2. (Gesamtübersicht)

Mit der Wartezeit beim Röntgen sind 30,6% der Gesamtpatienten weniger zufrieden bzw. unzufrieden. Schließt man die hohe Anzahl der Befragten aus, die „kann ich nicht beurteilen" angegeben haben, erhöht sich der Anteil auf 41,5%.

5.4.4 Auswertung - Wartezeit andere Untersuchungen

Frage 5.3: Wartezeit andere Untersuchungen (Mehrfachnennung)	Patienten gesamt N = 88	stationäre Patienten N = 18	1. Hilfe- Patienten N = 50	BG- Patienten N = 20
sehr zufrieden	12	0	10	2
zufrieden	23	8	11	4
weniger zufrieden	12	1	9	2
unzufrieden	13	5	3	5
kann ich nicht beurteilen	28	4	17	7

Tabelle 11: Fragekomplex II.- Frage 5.3. (Gesamtübersicht)

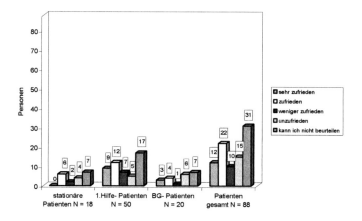

Abbildung 11: Fragekomplex II.- Frage 5.3. (Gesamtübersicht)

Die Wartezeit bei anderen Untersuchungen wird von 28,4% der Gesamtpatienten mit weniger zufrieden bzw. unzufrieden beurteilt. 43,8% beträgt der Anteil nach Abzug der Patienten, die „kann ich nicht beurteilen", angegeben haben.

5.4.5 Aufteilung der Wartezeit andere Untersuchungen

Aufteilung Wartezeit andere Untersuchungen	Patienten gesamt N = 88	ärztliche Untersuchung N = 43	Ultraschall N = 8	MRT N = 2	EKG N = 3	CT N = 2	Skopie N = 1
sehr zufrieden	12	6	1	2	1	1	1
zufrieden	22	13	6		2	1	
weniger zufrieden	10	9	1				
unzufrieden	15	15					
kann ich nicht beurteilen	31						

Tabelle 12: Fragekomplex II.- Frage 5.4. Aufteilung Wartzeit andere Untersuchungen Patienten gesamt

Mit der Wartezeit der ärztlichen Untersuchung sind 24 Patienten nicht einverstanden.

5.4.6 Quantifizierbare Aussagen zur Wartezeit

Genaue Zuordnung zu den verschiedenen Bereichen der Wartezeit ist nicht möglich, da Patienten die Angaben im Fragebogen nicht spezifiziert haben.

Wartezeit BG- Patienten:	3 Patienten	2 h
	1 Patient	2,5 h
	1 Patient	1,5 h
Wartezeit 1. Hilfe- Patienten:	2 Patienten	3 h
	3 Patienten	2,5 h
	2 Patienten	1,5 h
	1 Patient	2,1 h
	1 Patient	2 h
	1 Patient	45 min.
	2 Patienten	30 min.
Wartezeit stationäre Patienten:	2 Patienten	2 h
	1 Patient	1 h

Tabelle 13: Quantifizierbare Aussagen zur Wartezeit

5.4.7 Auswertung – Koordination der Termine

Frage 6: Koordination der Termine		Patienten gesamt N = 88	stationäre Patienten N = 18	1. Hilfe- Patienten N = 50	BG- Patienten N = 20
	sehr zufrieden	17	4	10	3
	zufrieden	40	7	24	9
	weniger zufrieden	12	2	8	2
	unzufrieden	11	4	2	5
	kann ich nicht beurteilen	8	1	6	1

Tabelle 14: Fragekomplex II.- Frage 6 (Gesamtübersicht)

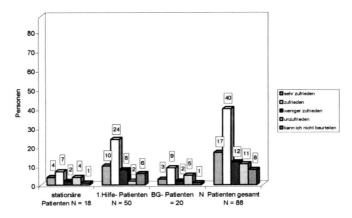

Abbildung 12: Fragekomplex II. Frage 6. (Gesamtübersicht)

Die Koordination der Termine bewerten 23 Patienten der Gesamtpatienten, das sind 14,7%, mit weniger bzw. unzufrieden. Dabei ist der Anteil von ⅔ der stationären- und ⅖ der BG- Patienten hoch.

5.5 Auswertung Fragekomplex III.: Aufnahme und Entlassung

Die Angaben beziehen sich auf den Komplex Aufnahme und Entlassung.

5.5.1 Auswertung – Informationen bei der Aufnahme

Frage 2: Informationen bei der Aufnahme		Patienten gesamt N = 88	stationäre Patienten N = 18	1. Hilfe- Patienten N = 50	BG- Patienten N = 20
	sehr zufrieden	33	7	17	9
	zufrieden	45	10	28	7
	weniger zufrieden	4	0	2	2
	unzufrieden	0	0	0	0
	kann ich nicht beurteilen	6	1	3	2

Tabelle 15: Fragekomplex III.- Frage 2 (Gesamtübersicht)

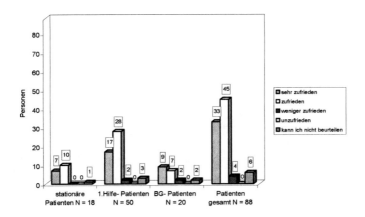

Abbildung 13: Fragekomplex III.- Frage 2 (Gesamtübersicht)

Mit den Informationen bei der Aufnahme sind 95,1% (ohne Patienten, die Frage nicht beurteilen konnten) einverstanden.

5.5.2 Auswertung – Informationen über Verhaltensregeln

Frage 3: Informationen über Verhaltensregeln		Patienten gesamt N = 88	stationäre Patienten N = 18	1. Hilfe- Patienten N = 50	BG- Patienten N = 20
	sehr zufrieden	29	6	19	4
	zufrieden	36	7	22	7
	weniger zufrieden	8	0	3	5
	unzufrieden	2	0	1	1
	kann ich nicht beurteilen	13	5	5	3

Tabelle 16: Fragekomplex III.- Frage 3 (Gesamtübersicht)

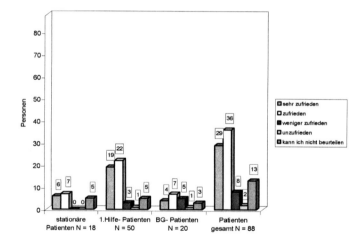

Abbildung 14: Fragekomplex III.- Frage 3 (Gesamtübersicht)

Informationen über Verhaltensregeln wird von 11,3% Personen bemängelt. Dabei sind fast ⅔ der BG - Patienten weniger zufrieden bzw. unzufrieden.

5.5.3 Auswertung - Informationen über Nachsorge

Frage 5: Informationen über Nachsorge		Patienten gesamt N = 88	stationäre Patienten N = 18	1. Hilfe- Patienten N = 50	BG- Patienten N = 20
	sehr zufrieden	32	3	23	6
	zufrieden	30	2	20	8
	weniger zufrieden	6	0	3	3
	unzufrieden	4	0	2	2
	kann ich nicht beurteilen	16	13	2	1

Tabelle 17: Fragekomplex III.- Frage 5 (Gesamtübersicht)

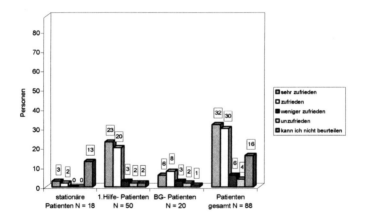

Abbildung 15: Fragekomplex III.- Frage 5 (Gesamtübersicht)

Die Frage beurteilen positiv 70,4%, 18,1% können die Frage nicht beurteilen. Dabei fühlen sich ¼ der BG - Patienten weniger- bzw. unzureichend informiert.

5.6 Auswertung Fragekomplex IV.: Infrastruktur und Wege

Die nachfolgende Auswertung gibt Aufschluss über die Infrastruktur und die Wege der Ambulanz.

5.6.1 Auswertung - Wegweisersystem

Frage 1: Wegweisersystem		Patienten gesamt N = 88	stationäre Patienten N = 18	1. Hilfe- Patienten N = 50	BG- Patienten N = 20
	sehr zufrieden	58	10	31	17
	zufrieden	26	6	17	3
	weniger zufrieden	2	1	1	0
	unzufrieden	0	0	0	0
	kann ich nicht beurteilen	2	1	1	0

Tabelle 18: Fragekomplex IV.- Frage 1 (Gesamtübersicht)

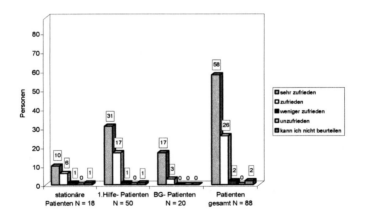

Abbildung 16: Fragekomplex IV.- Frage 1 (Gesamtübersicht)

Mit dem Wegweisersystem sind 95,4% der Gesamtbefragten zufrieden bzw. sehr zufrieden.

5.6.2 Auswertung – Erreichbarkeit der Ambulanz

Frage 2: Erreichbarkeit der Ambulanz		Patienten gesamt N = 88	stationäre Patienten N = 18	1. Hilfe- Patienten N = 50	BG- Patienten N = 20
	sehr zufrieden	17	4	9	4
	zufrieden	40	6	29	5
	weniger zufrieden	14	3	6	5
	unzufrieden	14	4	4	6
	kann ich nicht beurteilen	3	1	2	0

Tabelle 19: Fragekomplex IV.- Frage 2 (Gesamtübersicht)

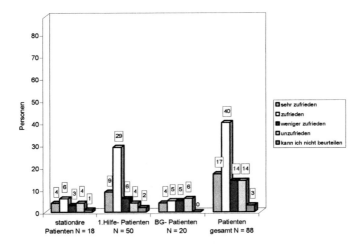

Abbildung 17: Fragekomplex IV.- Frage 2 (Gesamtübersicht)

Die Erreichbarkeit wird von 31,8% der Gesamtpersonen als weniger- bzw. nicht zufrieden stellend bewertet. Der Anteil von BG- Patienten beträgt mehr als die Hälfte, und der Anteil stationäre Patienten beträgt ⅔ der 1. Hilfe - Patienten.

Quantifizierbare Aussage: 22 Personen bemängeln die Parkplatzsituation

5.6.3 Auswertung – Bequemlichkeit des Aufenthaltsbereiches

Frage 3: Bequemlichkeit des Aufenthaltsbereiches		Patienten gesamt N = 88	stationäre Patienten N = 18	1. Hilfe- Patienten N = 50	BG- Patienten N = 20
	sehr zufrieden	4	0	0	4
	zufrieden	47	12	28	7
	weniger zufrieden	24	1	17	6
	unzufrieden	11	4	4	3
	kann ich nicht beurteilen	2	1	1	0

Tabelle 20: Fragekomplex IV - Frage 3 (Gesamtübersicht)

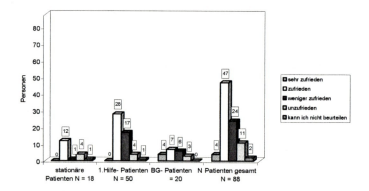

Abbildung 18: Fragekomplex IV.- Frage 3 (Gesamtübersicht)

Die Bequemlichkeit des Aufenthaltsbereiches bemängeln 39,7 %. Bei allen Patientengruppen hoher Anteil.

5.6.4 Auswertung – Atmosphäre der Räumlichkeiten

Frage 4: Atmosphäre der Räumlichkeiten	Patienten gesamt N = 88	stationäre Patienten N = 18	1. Hilfe-Patienten N = 50	BG-Patienten N = 20
sehr zufrieden	4	0	0	4
zufrieden	44	12	26	6
weniger zufrieden	25	1	19	5
unzufrieden	13	4	4	5
kann ich nicht beurteilen	2	1	1	0

Tabelle 21: Fragekomplex IV.- Frage 4 (Gesamtübersicht)

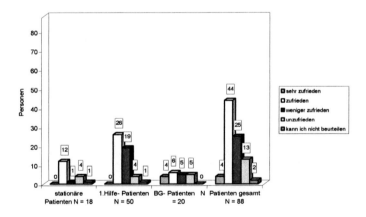

Abbildung 19: Fragekomplex IV.- Frage 4 (Gesamtübersicht)

Die Frage nach der Atmosphäre wird von 43,1% der Gesamtpatienten als weniger- bzw. unzufrieden eingeschätzt. Alle Patientengruppen haben hohen Anteil.

5.6.5 Auswertung - Ruhe

Frage 5: Ruhe	Patienten gesamt N = 88	stationäre Patienten N = 18	1. Hilfe- Patienten N = 50	BG- Patienten N = 20
sehr zufrieden	4	0	1	3
zufrieden	56	12	34	10
weniger zufrieden	15	1	10	4
unzufrieden	11	4	4	3
kann ich nicht beurteilen	2	1	1	0

Tabelle 22: Fragekomplex IV.- Frage 5 (Gesamtübersicht)

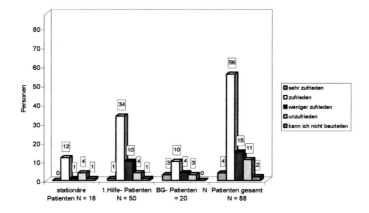

Abbildung 20: Fragekomplex IV.- Frage 5 (Gesamtübersicht)

Die Ruhe im Aufenthaltsbereich schätzen 29,5% mit unzufrieden bzw. weniger zufrieden ein. Dabei sind die Patientengruppen gleichermaßen häufig vertreten.

5.6.6 Qualitative Aussagen zu den Fragen Bequemlichkeit des Aufenthaltsbereiches, Atmosphäre der Räumlichkeiten und Ruhe

Da die drei Kriterien eng mit einander verknüpft sind, und eine Zuordnung schwer durchführbar ist, bietet sich sinnvoller Weise eine Zusammenfassung an dieser Stelle an. Die Aussagen der Patienten beinhalten Vorschläge und Eindrücke.

Eindrücke:	
langweilig	4 Patienten
Baustelle	4 Patienten
Krankenhausatmosphäre	2 Patienten
Durchgangsbahnhof	1 Patient
primitive Ausstattung	2 Patienten
Stühle zu tief	1 Patient
Aufenthaltsbereich eine Zumutung	2 Patienten

Tabelle 23: Eindrücke der Patienten in Bezug Ruhe, Bequemlichkeit des Aufenthaltsbereiches und Atmosphäre der Räumlichkeiten

Vorschläge:	
Getränkeangebot	5 Patienten
Zeitschriftenangebot	7 Patienten
Musik	3 Patienten
Raucherzimmer	1 Patient

Tabelle 24: Vorschläge der Patienten in Bezug Ruhe, Bequemlichkeit des Aufenthaltsbereiches und Atmosphäre der Räumlichkeiten

5.6.7 Auswertung - Diskretion

Frage 6: Diskretion	Patienten gesamt N = 88	stationäre Patienten N = 18	1. Hilfe- Patienten N = 50	BG- Patienten N = 20
sehr zufrieden	12	4	4	4
zufrieden	49	7	34	9
weniger zufrieden	15	3	8	4
unzufrieden	10	4	3	3
kann ich nicht beurteilen	2	1	1	0

Tabelle 25: Fragekomplex IV.- Frage 6 (Gesamtübersicht)

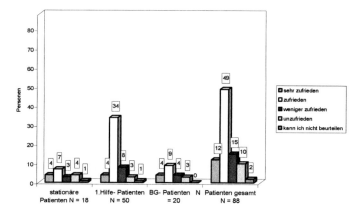

Abbildung 21: Fragekomplex IV.- Frage 6 (Gesamtübersicht)

Mit der Diskretion in der Ambulanz sind 35 Personen (28,4%) unzufrieden bzw. weniger unzufrieden. Der Anteil BG- Patienten und stationäre Patienten beträgt mehr als ⅔.

Zusätzliche Anmerkungen der Patienten:	
fehlende Diskretion bei der Anmeldung	2 Patienten
fehlende Diskretion durch Tür bei der Untersuchung	1 Patient

Tabelle 26: Angaben Patienten zur Diskretion

5.7 Auswertung Fragekomplex V.: Sauberkeit und Hygiene

Die Auswertungsdaten beziehen sich auf Sauberkeit und Hygiene.

5.7.1 Auswertung – Sauberkeit und Hygiene der Räumlichkeiten

Frage 1: Sauberkeit und Hygiene der Räumlichkeiten		Patienten gesamt N = 88	stationäre Patienten N = 18	1. Hilfe- Patienten N = 50	BG- Patienten N = 20
	sehr zufrieden	49	8	27	14
	zufrieden	37	10	22	5
	weniger zufrieden	2	0	1	1
	unzufrieden	0	0	0	0
	kann ich nicht beurteilen	0	0	0	0

Tabelle 27: Fragekomplex V.- Frage 1 (Gesamtübersicht)

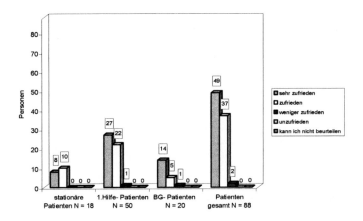

Abbildung 22: Fragekomplex V.- Frage 1 Gesamtübersicht

Der Anteil der Zufriedenheit in Bezug auf die Hygiene der Räumlichkeiten beträgt 97,7% der Gesamtpatienten.

5.7.2 Auswertung – Sauberkeit und Hygiene des Personals

Frage 2: Sauberkeit und Hygiene des Personals		Patienten gesamt N = 88	stationäre Patienten N = 18	1. Hilfe- Patienten N = 50	BG- Patienten N = 20
	sehr zufrieden	53	10	29	14
	zufrieden	34	8	20	6
	weniger zufrieden	1	0	1	0
	unzufrieden	0	0	0	0
	kann ich nicht beurteilen	0	0	0	0

Tabelle 28: Fragekomplex V.- Frage 2 (Gesamtübersicht)

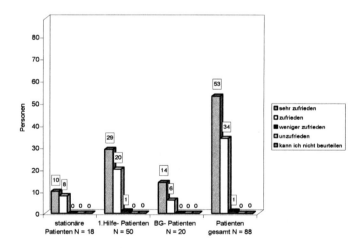

Abbildung 23: Fragekomplex V.- Frage 2 (Gesamtübersicht)

Mit der Hygiene des Personals sind 98,8% der Gesamtpatienten zufrieden.

5.8 Auswertung Fragekomplex VI.: Kontaktmöglichkeiten und Angehörigenintegration

Die Kontaktmöglichkeiten und die Angehörigenintegration werden aufgezeigt.

5.8.1 Auswertung – Angebot persönlich Fragen zu stellen

Frage 1: Angebot persönlich Fragen zu stellen		Patienten gesamt N = 88	stationäre Patienten N = 18	1. Hilfe- Patienten N = 50	BG- Patienten N = 20
	sehr zufrieden	48	8	28	12
	zufrieden	33	8	19	6
	weniger zufrieden	3	1	1	1
	unzufrieden	2	0	1	1
	kann ich nicht beurteilen	2	1	1	0

Tabelle 29: Fragekomplex VI.- Frage 1 (Gesamtübersicht)

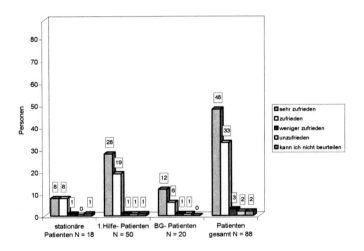

Abbildung 24: Fragekomplex VI.- Frage 1 (Gesamtübersicht)

92% der Gesamtpatienten sind zufrieden mit dem Angebot, persönlich Fragen zu stellen.

5.8.2 Auswertung – Einbeziehung der Angehörigen

Frage 2: Einbeziehung der Angehörigen		Patienten gesamt N = 88	stationäre Patienten N = 18	1. Hilfe- Patienten N = 50	BG- Patienten N = 20
	sehr zufrieden	15	3	11	1
	zufrieden	15	3	9	3
	weniger zufrieden	2	1	0	1
	unzufrieden	2	0	2	0
	kann ich nicht beurteilen	54	11	28	15

Tabelle 30: Fragekomplex VI.- Frage 2 (Gesamtübersicht)

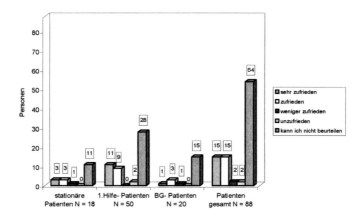

Abbildung 25: Fragekomplex VI.- Frage 2 (Gesamtübersicht)

30 Personen, entsprechen 34%, sind mit der Einbeziehung der Angehörigen zufrieden bzw. sehr zufrieden. Fünf Personen, entsprechen 5,6%, dagegen sind unzufrieden bzw. weniger zufrieden. Der Anteil der Befragten, die die Frage nicht beurteilen konnten, liegt bei 54 (61,3%) Personen.

6. Diskussion

Wir haben das Thema in die Bereiche Diskussion des Projektthemas, Diskussion der Methode und Diskussion der Ergebnisse spezifiziert.

6.1 Diskussion des Projektthemas

Für das Verständnis und die Einordnung der Ergebnisse sind an dieser Stelle die Beschreibung von Begrifflichkeiten, wie Patientenzufriedenheit, Kundenorientierung, die Rolle der Mitarbeiter und die Ambulanz in der Organisation Krankenhaus sinnvoll.

6.1.1 Begriffsbestimmung der Patientenzufriedenheit

Auszugehen ist davon, dass es bislang noch nicht gelungen ist, eine eindeutige Definition der Patientenzufriedenheit zu formulieren (vgl. Rentrop 1997: 4). Daher sollen hier verschiedene Auffassungen dargestellt werden.

Die einfachste Möglichkeit Patientenzufriedenheit zu beschreiben, ist die Aussage, Patientenzufriedenheit bzw. -unzufriedenheit ist die Beurteilung eines medizinischen Leistungsanbieters bzw. einer medizinischen Einrichtung durch den Patienten (vgl. Blum 1995).

Unberücksichtigt bleiben dabei die Maßstäbe, die Patienten bei der Beurteilung zu Grunde legen (vgl. Zapp 2002: 303).

Rentrop benennt neben dem Gesundheitszustand das Endergebnis der medizinischen Behandlung als Größe der Patientenzufriedenheit (vgl. Rentrop 1997: 4). Daraus resultieren zwei Bestandteile von Patientenzufriedenheit. Als erster Bestandteil ist der Gesundheitszustand vor der Behandlung, als unabhängige Variable zu nennen. Diese wird durch die Bereitschaft der Patienten zur Mitwirkung an therapeutischen Maßnahmen, der Nutzung von Behandlungsangeboten und dem Behandlungsergebnis bestimmt. Der zweite Bestandteil bezieht sich auf den Gesundheitszustand im Sinne des Endergebnisses der medizinischen Behandlung als abhängige Variable. Sie ist durch Erwartungen, Einstellung zum Leben, Selbstbild und Krankheitsverhalten sowie auch Struktur, Prozess und Ergebnis der Behandlung geprägt (vgl. www.gesis.org).

Zetkin / Schaldach (1999: 518) bezeichnen Patientenzufriedenheit als einen Begriff zur Benennung der sozialen Qualität der medizinischen Versorgung. Dabei hängt die Patientenzufriedenheit im wesentlichen von der Fähigkeit des Arztes ab, wie er mit dem Patienten kommuniziert, ihn über Entstehung und Verlauf der Krankheit unterrichtet und ihn in den Behandlungsprozess einbezieht. Auch wird der enge Zusammenhang der Patientenzufriedenheit mit den Begriffen Compliance und Akzeptanz verdeutlicht.

Wüthrich-Schneider (1998: 83) charakterisiert die Patientenzufriedenheit als eine Reaktion der medizinisch Versorgten zu hervorstechenden Aspekten der Dienstleistung. Seiner Meinung nach entsteht Patientenunzufriedenheit durch ein Ereignis, das nicht hätte vorkommen sollen oder durch eine erwartete Situation, die nicht eingetreten ist.

Bei Blum (1998: 41 ff) werden drei Ebenen bei der Bestimmung der Patientenzufriedenheit unterschieden: Die Struktur-, die Prozess- und die Ergebnisqualität.

Die Strukturqualität beinhaltet Elemente, die als Voraussetzungen für eine sehr gute Leistungserbringung benötigt werden. Das sind personelle Elemente wie z. B. Anzahl, Art und Qualifikation der Mitarbeiter, materielle Elemente wie z. B. finanzielle und infrastrukturelle Ausstattung und die organisatorische Elemente wie z. B. Organisationsaufbau und Organisationsplanung. Sie vereint die weitgehend behandlungsunabhängigen Eigenschaften einer Einrichtung.

Bei der Prozessqualität werden die Behandlungsabhängigen Eigenschaften einer medizinischen Einrichtung erfasst. Sie beinhaltet gleichermaßen die technische Qualität der Behandlung als auch den nicht medizinischen Versorgungsablauf.

Die Ergebnisqualität ist ausgerichtet auf die technische Versorgungsqualität und auf das Ergebnis der medizinischen Behandlung. Die Ergebnisqualität wird in hohem Maß durch die Prozessqualität bestimmt.

Olandt / Krentz (1998: 721) bezeichnen die Beurteilung der Leistungen durch den Patienten als einen subjektiven Vorgang. Dabei ist nicht das objektive Leistungsniveau entscheidend, sondern die subjektive Wahrnehmung, die der Patient von der Leistung hat. Zufriedenheit bzw. Unzufriedenheit resultiert als Antwort auf die Diskrepanz zwischen Erwartungshaltung und tatsächlichem Erleben der Dienstleistungseigenschaften. Die wahrgenommene Qualität wird positiv bewertet, sofern das erwartete Leistungsniveau erreicht bzw. übertroffen wird. Daraus resultiert Zufriedenheit.

Theorien der Patientenzufriedenheit

Wüthrich-Schneider benennt fünf Theorien, welche die Dimensionen und Faktoren der Zufriedenheit beinhalten.

Soziale Vergleichstheorie:
Sie sagt aus, Zufriedenheit besteht, wenn es jemand gleich gut oder besser geht als einem anderen. Der hauptsächlich abwärts gerichtete Vergleich erhöht die eigene Zufriedenheit.

Adaptionstheorie:
Sie beruht auf intraindividuellen Vergleichsprozessen und der Annahme, dass aktuelle subjektive Erfahrungen normativ anhand bisheriger Erfahrungen bewertet werden. Eine Bewertung erfolgt im Sinne eines Vergangenheits- und Gegenwartsvergleiches. Die Bezugsnormen verändern sich nach Möglichkeit auf Grund sehr positiver und sehr negativer Lebensereignisse.

Anspruchstheorie:
Sie basiert darauf, dass die Zufriedenheit von der Differenz zwischen Anspruchsniveau und wahrgenommener Situation oder erreichtem Ziel beruht. Vereinfacht dargestellt, beruht die Zufriedenheit auf dem Unterschied zwischen Erfüllung und Erwartung. Daraus resultiert, dass ein überhöhtes Anspruchsniveau weniger und ein geringes eher zufriedenheitsfördernd ist. Die Erwartungen passen sich nach und nach den äußeren Bedingungen an und wirken so zufriedenheitsfördernd.

Kompetenztheoretischer Ansatz:
Dieser Ansatz besagt, dass die Zufriedenheit das Ergebnis der erfolgreichen Bewältigung externer Anforderungen ist. Dieses Resultat schafft Vertrauen in die eigenen Möglichkeiten, um gewünschte Ziele zu erreichen und Unerwünschtes zu vermeiden.

Kognitive Dissonanztheorie
Diese Theorie besagt, dass bei einer fehlenden Übereinstimmung von Bedürfnissen und Erwartungen zu der Realität ein erkennender Missklang entsteht, der mit intrapersonellen Spannungszuständen einher geht und Unzufriedenheit hervorruft (vgl. www.saez.ch).

6.1.2 Die Bedeutung der Patientenzufriedenheit für ein Krankenhaus

Patienten kommen mit Schmerzen, Sorgen und Verunsicherung in ein Krankenhaus. Allein das Gebot der Humanität steht hier ohne Frage die Lage des Patienten zu erleichtern und Zufriedenheit zu ermöglichen. Die besondere Beziehung geht weiter als die bloße Dienstleistungs- und Kundenbeziehung. Es ist Verpflichtung, den Patienten objektive und subjektive Qualität zu bieten und Patienten zufrieden zu stellen (vgl. Strauss 1997:16).

Weitergehend sprechen auch wirtschaftliche Gründe dafür, Patientenzufriedenheit zu erreichen. Veränderungen im deutschen Gesundheitssystem begünstigen die Entwicklung zu marktähnlichen Strukturen und damit verbundenen Wettbewerb zwischen den Kliniken (vgl. Olandt / Kentz 1998: 721).
Die Sicht des Patienten hinsichtlich Qualität und daraus folgender Zufriedenheit sind von großer Bedeutung für den Leistungserbringer (vgl. www.tk-diplom.de).
Zufriedene Patienten kehren mit größerer Wahrscheinlichkeit in das gleiche Haus zurück als unzufriedene Patienten.
Es entwickelt sich eine so genannte Standorttreue, ein wichtiger Aspekt vor dem Hintergrund wachsender Patientensouveränität (vgl. Olandt / Krentz 1998:721).

Bei allgemeinen Kundenbeziehungen wird jedoch festgestellt, dass Kunden, deren Anforderungen lediglich erfüllt werden, bereits als Problem anzusehen sind. Sie sind nicht vom Produkt überzeugt und stehen daher nicht fest hinter dem Produkt (vgl. Töpfer 1996: 25ff).

Parallelen zum Patienten eines Krankenhauses kann man durchaus erkennen. Doch besteht kein Widerspruch bei dem Versuch Patienten zufrieden zu stellen. Die Bemühungen eines Krankenhauses sollten vielmehr über das Ziel der „einfachen" Zufriedenheit hinausgehen (vgl. Zapp 2002: 305).

Eine enge Verbindung von Patient und Krankenhaus kann zur Senkung der Fallkosten führen und somit die Wirtschaftlichkeit eines Krankenhauses erhöhen. Die „sogenannten" Wiederkehrer sind in der Summe kostengünstiger, sie kennen die Gegebenheiten, arbeiten aktiver mit, Untersuchungsbefunde und Anamnese sind bereits vorhanden (vgl. Ament-Rambow 1998: 154).

Zufriedene Patienten zeigen ein höheres Maß der Zusammenarbeit mit den Ärzten und dem Pflegepersonal. Dadurch kann der Heilungsprozess beschleunigt werden (vgl. Zapp 2002: 305).

6.1.3 Die Patientenzufriedenheit als Imagefaktor des Krankenhauses

Ein weiterer wichtiger Aspekt der Patientenzufriedenheit als Einflussfaktor geht von der Imagewirkung von zufriedenen bzw. unzufriedenen Patienten aus (vgl. Töpfer 1996: 25 ff).

Es wird beschrieben, dass unzufriedene Patienten häufiger über ihre negativen Erfahrungen sprechen als zufriedene Patienten (vgl. Hildebrandt 1998: 12).
Dabei beschränkt sich die Imagewirkung, die von den Patienten ausgeht, nicht nur auf den unmittelbaren Bekanntenkreis, sondern auch auf indirekt mit dem Klinikaufenthalt verbundenen Personen.
So können Hausärzte, Krankenkasse und selbst der Taxifahrer als Multiplikatoren fungieren (vgl. Schulte 1998: 11).

Das Image eines Krankenhauses hat somit direkte Wirkung auf die Krankenhauswahlentscheidung. Daraus resultiert die Rolle des Images als wichtiges Qualitätskriterium. Es ist unstrittig, dass sich das Image langfristig nicht gegen eine gegenteilige Praxis aufrechterhalten lässt (vgl. Kirschner / Meinlschmidt 1999: 6).

Um negative Meinungen zu kompensieren und dadurch ein neutrales Gesamtergebnis zu erzielen, müssen 90 % der Gesamtpatienten ein zufriedenes Gesamturteil abgeben. Doch werden negative Erfahrungen deutlich höher bewertet, und haben größere Wirkung auf Grund des Sensationswertes. Deshalb muss der Anteil zufriedener Patienten höher liegen, um in der Bevölkerungsmeinung als durchschnittliches Krankenhaus zu erscheinen (vgl. Zapp 2002: 306).

6.1.4 Patienten- und Kundenorientierung

Allgemein zählt die Patienten- und Kundenzufriedenheit zu den wichtigen Erfolgsfaktoren in einem Unternehmen. Daraus folgt die uneingeschränkte Ausrichtung des Unternehmens an den legitimen Wünschen und individuellen Bedürfnissen des Patienten / Kunden (vgl. Zapp 2002: 308).

6.1.5 Begriffsbestimmung Kunde

Ein Kunde ist der Empfänger eines Produktes, welches von Lieferanten bereitgestellt wurde. Nach DIN / ISO 84=2 ist auch eine Dienstleitung ein Produkt. Darüber hinaus kann der Kunde, z. B. der Endverbraucher oder der Anwender, ein Nutznießer oder ein Auftraggeber einer Dienstleistungsorganisation sein. Der Kundenbegriff umfasst sowohl den internen, z. B. Mitarbeiter, als auch den externen Kunden, z. B. Patienten (vgl. DIN-Taschenbuch 1991: 226).

6.1.6 Der Patient als Kunde

Krankenhäuser sind als Unternehmen des tertiären Sektors anzusehen, dadurch können Führungsgrundsätze der Dienstleistungsökonomie auf die Krankenhäuser übertragen werden. Die Forderung nach einem effizienten Krankenhausmarketing mit Blick auf Patientenorientierung steht hier ohne Frage, um sich auf den selbstbewussten Kunden - Patienten einzustellen. Eine Neuausrichtung der Krankenhäuser zu wettbewerbsorientierten Dienstleitungsorganisationen wird mit Bezeichnung des Patienten als Kunden verdeutlicht. Dabei muss der Unterschied zwischen den Begriffen Patient und Kunde beachtet werden, denn der Patient möchte ganzheitlich wahrgenommen werden. Daraus folgt, dass seine gegenwärtige Situation zu seiner Biographie ins Verhältnis gesetzt wird, um Konsequenzen abschätzen zu können und Strategien zur Bewältigung zu finden. Im Wettbewerb um den Patienten als Kunden entfällt der scheinbare Widerspruch zwischen der Ökonomie der Organisation und dem sozialpolitischen Auftrag. Durch die Verringerung der finanziellen Ressourcen in der Organisation Krankenhaus und Schaffung von Konkurrenz in der Krankenhauslandschaft, resultiert zwangsläufig eine Orientierung am Kunden und der Zufriedenheit. Ein weiterer Gesichtspunkt folgt aus der Rolle des Patienten als Beitragszahler. Letztendlich finanziert er durch seine Beiträge das Gesundheitssystem und erhält somit eine aktive Rolle bei der Mitgestaltung der Krankenhausorganisation, um eine Zufriedenheit zu bewirken (vgl. Lüthy 1998: 25).

Patientenbefragungen sind daher wichtige Instrumente der Qualitätsverbesserung und -sicherung. Sie sind ein entsprechendes Rezept, Anstöße zur Organisationsentwicklung zu liefern und den Patienten in den Prozess mit einzubeziehen.

6.1.7 Die Patientenzufriedenheit als Bestandteil des Beschwerdemanagements

Anlass für unsere Befragung zur Ermittlung der Patientenzufriedenheit in der chirurgischen Ambulanz, war das verstärkte Auftreten von Beschwerden.
Beschwerden sind Äußerungen der Unzufriedenheit, die mit dem Ziel geäußert werden, um auf ein als subjektiv schädigendes empfundenes Verhalten eines Leistungserbringers hinzuweisen. Gegebenenfalls soll mit einer Beschwerde eine Wiedergutmachung erzielt wer-

den und / oder eine Änderung des Verhaltens erwirkt werden (vgl. Strauss / Seidel 1998: 29).

Beschwerden werden unterschieden nach schriftlichen oder mündlichen Unzufriedenheitsäußerungen. Es geht eindeutig hervor, dass der Kunde bzw. Patient unzufrieden ist.

Oftmals werden Beschwerden versteckt geäußert. Das bedeutet, eine Beschwerde wird vom Beschwerdeführer nicht als solche bezeichnet, Kritik wird auf die banale Ebene getragen, ohne auf den wirklichen Grund aufmerksam zu machen. Die zwingende Reaktion eines jeden Unternehmens im Gesundheitswesen im Umgang mit Beschwerden ist der Aufbau eines funktionierenden aktiven Beschwerdemanagementsystems, als notwendige Ergänzung der gesetzlich vorgegebenen Patientenfürsprecherstelle.

Dabei gilt es nicht zu warten, bis sich jemand beschwert. Die nötige Sensibilisierung der Mitarbeiter über Fortbildungen, das Ausräumen von Vorurteilen und die Förderung einer positiven Denkweise, Beschwerden als Chance für das Unternehmen zu begreifen, sind unerlässliche Schritte zur Einführung, Entwicklung und Durchführung eines aktiven Beschwerdemanagements. Es erfordert Hemmschwellen abzubauen, sich aktiver den Unzufriedenheiten zu stellen und stimulierend einzuwirken (vgl. www.margitta-bieker.de).

Zusammenfassend sind Beschwerden Indikatoren der Unzufriedenheit. Sie geben Hinweise auf Qualitätsmängel in Prozessen und Leistungen. Beschwerden spiegeln Patientenwünsche direkt oder indirekt wieder. Beschwerdeanalysen sind Ausgangspunkte für Initiativen zur stetigen Verbesserung und Organisationsentwicklung. Der Stellenwert, der richtige Umgang, die entsprechende Reaktion auf Beschwerden sind Kernstück eines jeden kundenorientierten Qualitätsmanagements (vgl. www.caq.uni-bonn.de).

Unsere Arbeit, die Ermittlung des Ist - Zustandes der Patientenzufriedenheit, ist demzufolge die Antwort, der notwendige Schritt des

Beschwerdemanagements des Krankenhauses, im Umgang mit gehäuften Beschwerden in der Ambulanz. Sie ist eingebunden in den Gesamtkomplex des Qualitätsmanagements, mit der Hauptaufgabe der Verbesserung der Patientenzufriedenheit.

6.1.8 Die Rolle der Mitarbeiter bei der Patientenorientierung

Die Rolle des Patienten hat sich gewandelt. Als Kunde äußert er Ansprüche, er formuliert Erwartungen, möchte informiert werden und will in den Behandlungsprozess mit einbezogen werden. Er übernimmt Verantwortung für den Heilungsprozess und wird dadurch zum Partner seiner Gesundheit. Dieser Wandlungsprozess erfordert ein Umdenken der im Krankenhaus beschäftigten Mitarbeiter.

Der Versorgungsprozess in Krankenhäusern wird heute meist noch berufsgruppenspezifisch ausgerichtet, mit der Folge, dass der Ablauf des Leistungsgeschehens nicht für jeden Patienten ausgehandelt wird, sondern eher fachabteilungsspezifisch begrenzt und vorstrukturiert ist. Diese Ausrichtung steht im Gegensatz zu der individuellen Einmaligkeit, in der der Patient seinen Krankenhausaufenthalt wahrnimmt und verarbeitet. Diese Tatsache steht im Gegensatz zur Forderung nach Patientenorientierung (vgl. Badura 1993: 252).

Um auch erfolgreich in der Zukunft bestehen zu können, gilt es diesen Versorgungsprozess, hin zur umfassenden Patientenorientierung, umzugestalten.

Dabei kommt den Mitarbeitern eine besondere Rolle zu. Das Hauptziel, zufriedene Patienten, ist nur unter Einbeziehung der Beschäftigten und deren Einstellung und dem Verhalten zum Patienten zu erreichen. Bei der Einstellung und dem Verhalten der Mitarbeiter muss gezielt verdeutlicht werden, dass der Patient Gast des Hauses ist und nicht als Störfaktor, sondern als Erfolgsfaktor zu sehen ist.

Er nimmt zwar Leistungen des Krankenhauses in Anspruch, doch schließlich ist das Krankenhaus auf die Inanspruchnahme angewiesen, es lebt davon.

Den Patienten als Erfolgsfaktor zu verstehen bedeutet, dass der Mitarbeiter vom zufriedenen Patienten profitiert, über Anerkennung und Erleichterung seiner Arbeit. Erfolgserlebnisse mit dem Patienten und dankbare Reaktion auf die erbrachte Leistung sind die wichtigsten Motivationskriterien im Krankenhaus (vgl. www.fachkliniken-wangen.de).

Dabei wird der Sinngehalt der eigenen Arbeit erhöht, was den Erkenntnissen der Motivationstheorie entspricht, die aussagt, dass die größte und dauerhafte Wirkung vom Sinngehalt der Arbeit ausgeht. (vgl. Badura 1993: 252).

Mit der Schaffung eines Vertrauensverhältnisses und von den Tätigkeiten der Mitarbeiter überzeugten Patienten, wird die alltägliche Arbeit eher erleichtert, als von überkritischen oder ängstlichen Patienten. Die positive Einstellung zum Patienten und die Chance des partnerschaftlichen Umgangs mobilisiert Leistungsreserven. Das bedeutet, dass Patientenorientierung nicht gleichbedeutend mit mehr Leistung zu sehen ist, es fördert die Änderung des Blickwinkels für den Patienten und ihre eigene Arbeit. Zufriedene Patienten erfordern zufriedene Mitarbeiter und gleichzeitig profitieren die Mitarbeiter von dem partnerschaftlichen Verhältnis (vgl. www.fachkliniken-wangen.de).

Bedenken sollte man, dass sich partnerschaftlich orientiertes Verhalten und Denken nicht verordnen lässt. Hier sind Instrumente der Mitarbeiterführung im Allgemeinen und der Mitarbeitermotivation im Besonderen, bedeutsam. Die Aktivierung des Mitarbeiterpotentials setzt voraus, dass die Werte und Ziele des Krankenhauses vermittelt und verdeutlicht werden und damit der Arbeit der Mitarbeiter Sinnhaftigkeit geben. Dabei sind Krankenhausleitung und Krankenhausträger gefragt. Es geht darum, dass Leitbilder belebt werden und bei der Gestaltung personengebundener Funktionen berücksichtigt werden (vgl. Badura 1993: 253).

Ein anderer Problembereich im Krankenhaus auf dem Weg zur umfassenden Patientenorientierung, zielt auf die Kooperation der Berufsgruppen. Häufig ist der Leistungsprozess, entgegen der Patientenbedürfnisse, fachabteilungsspezifisch und bürokratisch organisiert. Zwar sind die Ziele einer gemeinsamen Unternehmensphilosophie allen bekannt, doch scheitert die Verwirklichung der Ziele an Ressort – Egoismen. Diesen Problembereich gilt es zu erkennen, zu analysieren und Schritte zur verbesserten Zusammenarbeit der Berufsgruppen zu ermöglichen, mit dem Ziel der Patientenorientierung.

Mögliche Schritte auf diesem Weg sind die Bildung von multidisziplinären Teams, die Verbesserung der Kommunikation, gemeinsame Absprachen und Planung. Allen Mitarbeitern im Krankenhaus muss klar sein, dass nur durch gemeinsames Handeln eine Patientenorientierung erreicht wird und dadurch letztendlich davon alle profitieren.

Insgesamt lassen sich einige Vorteile der Kundenorientierung im Krankenhaus für den Mitarbeiter und für die gesamte Organisation herausstellen (vgl. www.fachkliniken-wangen.de):

- Sinngebung der Arbeit
- Wertvolle Harmonieerlebnisse
- Erhöhung des Gefühls des Gebrauchtwerdens
- Kundenorientierung als Ausgangspunkt für Ideen und Innovationen
- Vermeidung unnötiger Klinikleistungen

- Förderung der Teamarbeit
- Höhere Mitverantwortung der Mitarbeiter
- Steigerung des Wir - Gefühls
- Wohlfühlen am Arbeitsplatz.

Zusammenfassend betrachtet, bringt eine erfolgreiche Kundenorientierung im Krankenhaus eine Chance der Organisationsentwicklung und wird schließlich zum Erfolgsfaktor, gerade bei der schonungslosen Sparpolitik.
Der Mitarbeiter übernimmt dabei eine Schlüsselrolle. Durch sein Verhalten, sein Auftreten sowie seine menschlichen Qualitäten wird letztendlich das Hauptziel der umfassenden Patientenorientierung getragen. Gleichzeitig profitiert jeder einzelne Mitarbeiter in diesem Prozess.

6.1.9 Forderungen und Maßnahmen der Mitarbeiterorientierung

Wie bereits beschrieben wurde, bedeutet Patientenorientierung eine Chance für den Mitarbeiter der Sinngebung der eigenen Arbeit und Identifizierung mit dem Unternehmen. Gleichzeitig liefert sie wichtige Impulse der Organisationsentwicklung. Doch kann man den Prozess nicht dem Selbstlauf überlassen.
Daraus ergeben sich wesentliche Aufgaben und Überlegungen beim Treffen von Grundsatzentscheidungen für die Führungsspitze eines Krankenhauses. Dazu gehören für den Bereich des Personalmanagements, Richtlinien für die Personalauswahl von Führungskräften und Mitarbeitern zu formulieren.
Gleichzeitig gehören Leitsätze der Informationsgestaltung und die moralisch - ethische Betreuung der Mitarbeiter zu den Schwerpunkten. Ferner sind Grundsätze zur Lösung von Konflikten, die sich im Laufe des Führungsprozesses ergeben, Konfliktmöglichkeiten zwi-

schen den auf Patienten ausgerichteten Aufgabenzielen einerseits und den Mitarbeiterzielen anderseits, festzulegen. Weiterhin sind, die sich im Zusammenhang mit dem Leitbild ergebenden Ziel- und Wertevorstellungen, den Führungskräften und den Mitarbeitern zu vermitteln, und die Umsetzung in die tägliche Arbeit zu organisieren und zu überprüfen (vgl. Badura 1993: 253).

Eine Auswahl von verschiedenen Angeboten und Aktivitäten sollen die Grundsätze und Forderungen in der praktischen Anwendung verdeutlichen. Dazu gehören (vgl. Döring 1999: 8):

- Supervision
- Tagesseminare mit dem Thema: Empathie der Wahrnehmung der Gefühle und Situation anderer Menschen
- Einführungskurse neuer Mitarbeiter
- Fort- und Weiterbildung zum Schwerpunkt der Konfliktbewältigung
- Bildung von Betriebssportgruppen
- Betriebsfeste
- Gemeinsame Organisation von Ausflügen
- Bildungs- und Begegnungsreisen
- Organisation von Konzerten
- Einrichtung des Vorschlagswesen

Sicher kann man die Maßnahmen- und Aktivitätenliste noch fortführen, doch müssen dabei die finanziellen, personellen und organisatorischen Ressourcen des jeweiligen Krankenhauses Beachtung finden. Eins ist jedoch sicher, wer erfolgreich auch in der Zukunft bestehen will, muss sich der Tatsache bewusst sein, erfolgreiche Patientenorientierung erfordert Mitarbeiter, die Patientenorientierung in ihrer täglichen Arbeit umsetzen und die sich mit dem Unternehmen identifizieren. Maßnahmen und Aktivitäten sind Investitionen für die Zukunft.

6.1.10 Ambulanz in der Organisation Krankenhaus

Die Ambulanz gehört zu den vielschichtigsten Arbeitsfeldern im Krankenhaus. Dabei ist der Begriff der Ambulanz für alle Krankenhäuser nicht treffend, denn es gibt vielfältige Erscheinungsformen in den Krankenhäusern mit ihren speziellen Organisationsstrukturen. Selbst bei der Namengebung werden Unterschiede sichtbar. So gibt es Notfallaufnahme, Rettungsstelle, Ambulanz und Erste Hilfe. Weitere Unterschiede gibt es in der Organisation und im Aufbau. Die Gründe liegen in den gewachsenen Strukturen, den baulichen Gegebenheiten, die interdisziplinäre Zusammenarbeit, Führungsqualität sowie Entwicklungsbereitschaft und Selbstverantwortung des ärztlichen und pflegerischen Bereiches.

Allen gemeinsam sind die Funktion als zentrale Anlaufstelle und Haupteingang zum Krankenhaus (vgl. Kleer 1999: 522ff).

Der Funktionsbereich ist ein wichtiges Aushängeschild des Krankenhauses (vgl. www.steglitz.de). Die Wirkung als Aushängeschild wird bei Vorstellung der Krankenhäuser übers Internet noch hervorgehoben. Aus eigenen Erfahrungen im Berufsleben und während der Praktikumeinsätze bestätigt sich diese Auffassung.

In den besonderen Bereich des Krankenhauses kommen Menschen in besonderen Situationen, oftmals werden sie durch den Rettungsdienst gebracht oder durch Angehörige. In der Regel suchen die Patienten die Notfallaufnahme unfreiwillig auf. Sie kommen mit Schmerzen, Verletzungen und verschiedenen Erkrankungen. Oftmals werden sie aus ihrem täglichen Ablauf herausgerissen und sind häufig in ihrer Entscheidungsfindung eingeschränkt (vgl. Kleer 1999: 522ff).

Daraus ergeben sich besondere Anforderungen an das dort tätige Personal. Eine Auswahl der verschiedenen Anforderungen soll das Tätigkeitsfeld Notfallaufnahme, speziell Pflege, konkretisieren.

6.1.11 Das Pflegepersonal in der Ambulanz

Das Krankenpflegepersonal hat die Fähigkeit, Gefahren und Komplikationen beim Patienten zu erkennen. Dabei erfolgt eine Abstufung nach Dringlichkeit und ggf. sind Sofortmaßnahmen einzuleiten und durchzuführen. Die Pflegenden im Notfallbereich führen eine Erstversorgung durch. Sie entscheiden situationsgerecht bei Schwerkranken, Unfallverletzten und Infektionserkrankten.
Es sind Kenntnisse über Krankheitsbilder bzw. Verletzungsmuster vorhanden. Innerhalb der speziellen Pflege haben die Beschäftigten Kenntnisse, Fertigkeiten und Fähigkeiten, wie z.B. Gipsverbände, spezielle Lagerungstechniken und Verbandtechniken. Neben der Beobachtung und Beurteilung des physischen und psychischen Zustandes des Patienten und die sich daraus ergebene fachliche Betreuung erklären die Pflegenden Ihre Maßnahmen. Weiterhin bereiten die Beschäftigten operative Eingriffe vor und assistieren diese (vgl. Stellenbeschreibung 1999).

6.1.12 Patienten in der Ambulanz

Der Patient durchläuft in der Regel die Notaufnahme in mehreren Teilschritten. Das klassische Grobschema lautet:
Aufnahme – Anamnese – Untersuchung – Diagnostik – Diagnose – Therapie.
Dem Patienten sind diese Abläufe fremd. Er erlebt eine Aneinanderreihung von Erlebnissen, Begegnungen, Wahrnehmungen und Eindrücken. Teilweise zu komplex und undurchschaubar wirkt beim Patienten das Handeln der dort Beschäftigten und die Organisation des Funktionsbereichs.
Deshalb sind Äußerungen des Patienten: „Wieso kommt der Patient vor mir dran, er ist viel später gekommen" oder „so viele Leute in unterschiedlicher Dienstkleidung, welche Funktion üben sie aus, warum

ist plötzlich so eine Unruhe und Hektik hier," keine Seltenheit. Die Palette von Eindrücken und Äußerungen ließe sich noch fortführen.

Der Patient erlebt die Situation äußerst selektiv, weil er betroffen ist. Man könnte schlussfolgern, man hätte es mit schwachen Patienten zu tun, die sich nicht zurechtfinden. Im Gegenteil, Patienten sind selbständiger, informierter, und aufgeklärter. Sie bestehen vermehrt auf Hilfe und Orientierung als noch vor wenigen Jahren (vgl. www.funktionskongress.de).

6.2 Diskussion der Methode

In der vorliegenden Arbeit wurde ein Funktionsbereich, die chirurgische Ambulanz eines Krankenhauses, hinsichtlich Patientenzufriedenheit untersucht. Ein Zugang zu vergleichbaren Untersuchungen im deutschsprachigen Raum gestaltet sich schwierig. Die häufigsten Untersuchungen im Krankenhaus zur Patientenzufriedenheit beziehen sich auf den Klinikaufenthalt insgesamt.

6.2.1 Erhebungsinstrumente Fragebogen – Befragung - Beobachtung

Als Erhebungsinstrument wählten wir den Fragebogen. Entscheidend für die Wahl war die Entfernung zum Projektkrankenhaus. Es liegt im süddeutschen Raum, daher schien uns das Instrument der Erhebung am sinnvollsten. Um einen hohen Rücklauf zu erzielen, rekrutierten wir die Patienten gleich nach dem Verlassen der Ambulanz. Also kombinierten wir die Methode Fragebogen mit der Befragung. Die Befragung mittels Fragebogen erwies sich als günstig, da Unklarheiten bei der Fragestellung gleich an Ort und Stelle geklärt werden konnten. So konnten z. B. viele Patienten mit dem Begriff Diskretion nichts anfangen. Hier konnten wir erklärend tätig werden. Ein anderer Aspekt für die Kombination der Methoden bildet die finanzielle

Seite. So hätte Rückporto bereitgestellt werden müssen und eine Rücksendungsgarantie wäre nicht gegeben.

Bei den von uns entwickelten Fragebogen dominiert die merkmalsorientierte Zufriedenheitsmessung. Dabei wurde die Zufriedenheit, die Spanne zwischen erwarteter und wahrgenommener Leistung, ermittelt.

Die Messung erfolgte direkt und die Qualität der Dienstleistung wurde an Hand von Einzelmerkmalen z. B. Wartezeiten, Räumlichkeiten und Hygiene erfasst. Bei der merkmalsorientierten Zufriedenheitsmessung handelt es sich um ein standardisiertes und bewährtes Verfahren. Repräsentative Ergebnisse werden erzielt, eine Vergleichbarkeit der Ergebnisse im Zeitverlauf und eine Vergleichbarkeit der Resultate mit anderen Krankenhäusern bzw. Fachabteilungen der gleichen Kategorie sind gegeben. Nachteilig bei einer merkmalsorientierten Zufriedenheitsmessung erweist sich, dass die Informationen ein unvollständiges und wenig differenziertes Bild ergeben. Die Aussagen liegen auf einem hohen Attraktionsniveau und sind für konkrete Maßnahmen des Zufriedenheitsmanagement schwer interpretierbar (vgl. www.caq.uni-bonn.de).

Durch die Kombination von Fragebogen und Befragung konnte jedoch das Bild der Zufriedenheit erweitert werden. Neben der Ausräumung von Unklarheiten bei der Fragestellung haben wir gezielt am Ende jedes Fragekomplexes auf Anmerkungen aufmerksam gemacht und erhielten dadurch brauchbare Anregungen zur Verbesserung der Patientenzufriedenheit. Gleichzeitig waren wir auch Beobachter an den fünf aufeinander folgenden Tagen. Jedoch war uns diese Rolle zum Untersuchungszeitpunkt nicht bewusst. Erst bei Feedback - Gesprächen und Reflexion der Untersuchung erkannten wir die Bedeutung. Dennoch basieren einige Diskussionspunkte und Verbesserungsvorschläge auf unserer Beobachtung.

6.2.2 Verlauf der Befragung

Entgegen der Befürchtungen der Verantwortlichen vor Ort, erwies sich die Befragung als sehr konstruktiv. Als Befürchtungen wurden die schwierige Mentalität der Bewohner in der Region und der hohe Ausländeranteil benannt. Doch waren die Patienten aufgeschlossen und meist erfreut, an der Befragung teilnehmen zu können, trotz der manchmal langen Wartezeit.

Allgemein betrachtet, erweist sich bei einer Befragung offenbar als schwierig, Hemmnisse beim Patienten abzubauen. Durch die Vorstellung beim Patienten versicherten wir, dass wir keine Mitarbeiter vom Haus sind, um eine gewisse Anonymität zu wahren. Dadurch wurde der Grundsatz, eine Befragung darf nie von an der Leistungserbringung beteiligten Personen durchgeführt werden, erfüllt (vgl. Satzinger / Trojan 2001: 47).

Als vorteilhaft erwies sich unsere langjährige Berufserfahrung im Krankenhaus. So hatten wir einen leichten Zugang zu den Patienten.

6.3 Diskussion der Ergebnisse und ausgewählte Vorschläge zur Verbesserung

In der Diskussion beleuchten wir ausgewählte Schwerpunke als Resultat der Auswertung unseres Fragebogens. Dabei werden zu einigen Punkten der Diskussion Vorschläge von uns unterbreitet. Sie sind kritisch zu sehen, sollen zum Nachdenken anregen und Anlass für weitere Diskussionen geben.

6.3.1 Ausgangsdaten – demographische Daten

Die Möglichkeit an der Fragebogenaktion teilzunehmen, ergab in der Summe, 94 Personen. Aus Zeitgründen lehnten vier Personen die Befragung ab. Zwei Patienten lehnten die Befragung grundsätzlich ab. Von den verbleibenden 88 Patienten waren 44 Personen weiblich und 44 Personen männlich. Bei der Altersstruktur haben wir eine beinahe ausgeglichene Verteilung auf die verschiedenen Altersgruppen, dadurch ist ein Vergleich zwischen Altersstruktur und Zufriedenheit nicht signifikant.

Mit der Angabe der Nationalität haben wir den Verantwortlichen vor Ort Rechnung getragen. Sie gehen von einem hohen Ausländeranteil an der Gesamtbevölkerung für die Region aus. Bei der Befragung waren 93,18 %, das sind 82 Patienten, deutscher Nationalität.

6,82 % - 6 Personen waren nicht deutscher Nationalität (französisch, italienisch). Bei sechs von den 82 Patienten deutscher Nationalität haben wir als Vermerk russisch gesetzt.

Hierbei handelt es sich um Spätaussiedler. In Deutschland leben gegenwärtig ca. zwei Millionen russlanddeutsche Spätaussiedler. Sie werden hier als deutsche Russen wahrgenommen. Sie selbst definieren sich ethnisch als Deutsche (vgl. Schaeffer / Müller-Mundt 2002: 87 ff).

Trotz des geringen Ausländeranteils, als Resultat unserer Befragung, sind perspektivisch Maßnahmen, die man unter dem Begriff Transkulturalität und Krankenhaus zusammenfassen kann, sinnvoll und angezeigt. So sind z. B. Infoblätter in verschieden Sprachen sinnvoll, Wegweisersysteme sollten mehrsprachig ausgerichtet sein und Dolmetscherdienste vorhanden sein.

Bedeutung der Migranten für ein Krankenhaus

Die Tatsache, Deutschland als Einwanderungsland zu erkennen, ist jahrelang vernachlässigt worden. Daraus resultieren auch Defizite migrations- und kultursensitiver Anliegen im Gesundheitswesen. Als Konsequenz bei den aktuellen Diskussionen zur Qualitätssicherung und Umstrukturierung, sind Maßnahmen der gesundheitlichen Versorgung von Migranten mit einzubinden.

Das Qualitätskriterium Patientenzufriedenheit – Patientenorientierung muss transkulturelle und migrationspezifische Aspekte integrieren, um der gesamtgesellschaftlichen Entwicklung und der damit verbundenen Herausforderung Rechnung zu tragen (vgl. Habermann 2002: 22, 23).

6.3.1.1 Die Zuordnung der Patienten

Bei der Verteilung nach dem Grund des Besuches ermittelten wir 56,8 %, das sind 50 Personen, Erste – Hilfe - Patienten. BG - Patienten, wurden 20 Personen befragt, das entspricht einem Anteil von 22,7 % der Gesamtbefragten. Der stationäre Patientenanteil – geplante Patienten – betrug 20,45 %, das sind 18 Personen. Fast zwei Drittel sind ungeplante Patienten.

6.3.1.2 Die Beschreibung der Patientengruppen

Erste Hilfe - Patienten

Hier handelt es sich um Patienten, die auf Grund einer Verletzung, Schmerzen oder einem anderen chirurgischen Leiden die Ambulanz aufsuchen. Weitgehend betrachtet, können noch andere Gründe bedeutsam sein. So kann es sein, dass der zuständige Hausarzt keine Sprechzeiten zum Erkrankungszeitpunkt anbietet. Möglich wäre auch, die Patienten kennen die chirurgische Ambulanz mit den ent-

sprechenden Möglichkeiten der Leistungserbringung, was sie dazu bewegt, sich für die Ambulanz zur Abklärung ihrer Beschwerden zu entscheiden. Ein anderer Weg in die Ambulanz wäre als Notfall über Notarzt oder Feuerwehr.
Bei den 1. Hilfe – Patienten handelt es sich um ungeplante Patienten.

BG - Patienten

Zur Beurteilung der BG - Patienten war ein Experteninterview mit der Leiterin der Harrison - Consulting GmbH hilfreich. Bei den Patienten handelt es sich um Personen, die einen Arbeitsunfall erlitten hatten. Durch die Zulassung der Ambulanz am Durchgangsarztverfahren ist sie Anlaufstelle bei einem Arbeitsunfall. Nach gründlicher Prüfung wird die Erstversorgung durchgeführt und weitere Schritte vereinbart. Die Finanzierung der Leistungserbringung erfolgt nicht über die Krankenkasse, sondern über die entsprechende Berufsgenossenschaft. Daraus resultiert eine zusätzliche Einnahmequelle für das Krankenhaus, neben der Abrechnung über die Krankenkasse. Die Bedeutung der BG – Patienten für ein Krankenhaus ist daher unumstritten.
Die BG – Patienten sind ungeplant bei einem Erstbesuch nach einem gerade erlittenen Arbeitsunfall. Geplant sind sie bei erneuter Wiedervorstellung. Die jeweiligen Anteile wurden durch unseren Fragebogen nicht ermittelt.

Stationäre Patienten

Hier sind die Patienten gemeint, die geplant, im Zuge einer stationären Aufnahme, einer stationären Behandlung oder einer geplanten Operation die Leistungsstellen der Ambulanz durchlaufen.

Zusammenfassend kann festgestellt werden, dass mehr als zwei Drittel der 88 Gesamtpatienten ungeplante Patienten sind, was bei einigen folgenden Diskussionspunkten berücksichtigt werden muss.

6.3.2 Qualität der medizinischen Versorgung

Es werden ausgewählte Auswertungsergebnisse des Fragekomplexes I. diskutiert.

6.3.2.1 Beurteilung der fachlichen Kompetenz

Bei der Qualität der medizinischen Versorgung haben wir insgesamt eine hohe Zufriedenheit ermittelt. Neben den Aussagen der Zuwendung des Personals war die Einschätzung der fachlichen Kompetenz von Bedeutung. Es stellt sich die Frage, ob der Patient das nötige Wissen besitzt, die fachliche Kompetenz einschätzen zu können.

Falsch wäre es anzunehmen, Patienten seien grundsätzlich nicht in der Lage, die Krankenhausleistung richtig zu beurteilen. Dem Patienten fehlt die nötige Fähigkeit, um Zweckmäßigkeit und Notwendigkeit einer medizinischen Maßnahme einschätzen zu können. Befragungen zur medizinischen Kompetenz sind subjektiv und widerspiegeln Laienausdrücke und sie sind weitgehend ohne Bedeutung (vgl. Blum 1995: 46).

Ganz im Gegenteil können Patienten, in verschiedenen Abstufungen, Kriterien des Leistungsangebotes beurteilen. Die Kompetenz des Patienten als Nachfrager setzt kein Fachwissen voraus (vgl. Blum 1995: 46).

Gewissermaßen kann ein Patient nicht beurteilen, ob ein Eingriff, eine Untersuchung oder ein Verbandswechsel fachlich korrekt durchgeführt wurde. Doch inwieweit die Mitarbeiter des Krankenhauses auf seine Bedürfnisse eingehen, seine Sorgen verstehen und die persönliche Zuwendung der Mitarbeiter kann und wird der Patient beurteilen (vgl. Zapp 2002: 310).

Weiterhin ist die Beurteilung der Leistung des Krankenhauses durch den Patienten entscheidend für das spätere Verhältnis zum Krankenhaus. Unabhängig von seiner tatsächlichen Kompetenz bildet sich der Patient eine Meinung auch hinsichtlich der fachlichen Fähigkeit der Ärzte und des Pflegepersonals. Dieses Urteil teilt er der Öffentlichkeit mit und hat dadurch Einfluss auf das Image des Krankenhauses (vgl. Rais 1998: 86).

6.3.2.2 Behandlungsergebnis

Das bisherige Behandlungsergebnis beurteilten 26 Personen, das sind 29,5 %, mit weniger zufrieden bzw. unzufrieden.
Bei der Beurteilung des Behandlungsergebnisses muss man berücksichtigen, dass eine auf Ursachen begründete Einschätzung des Behandlungsergebnisses schwer durchführbar ist. Verschiedene Faktoren haben Einfluss auf die Zufriedenheit mit dem Behandlungsergebnis. So wird die Zufriedenheit des Patienten durch die Erfüllung von Erwartungen und der Übereinstimmung des Behandlungsergebnisses und der anfänglichen Voraussage beeinflusst. Weiterhin ist davon auszugehen, dass die Zufriedenheit stärker vom momentanen Gesundheitszustand beeinflusst wird, als von der stattgefundenen Besserung.
Das Behandlungsergebnis als Indikator für Patientenzufriedenheit muss differenziert betrachtet werden. So kann es sein, dass ein Patient dem Arzt dankbar für seine Behandlung und insgesamt zufrieden ist, obwohl in seinem Fall der Heilungsverlauf nicht optimal verlief oder sogar mit Komplikationen behaftet war. Anderseits besteht die Möglichkeit, dass ein Patient gut versorgt wurde und der Behandlungsverlauf optimal verlief, er dennoch unzufrieden mit dem Ergebnis ist (vgl. www.saez.ch).

Angesichts der beschriebenen Faktoren ist die Zufriedenheit mit dem Behandlungsergebnis schwer durchschaubar. Eine Verbesserung der Zufriedenheit hinsichtlich des Behandlungsergebnisses ist schwer steuerbar.

Insgesamt kann bei der Einschätzung der Qualität der medizinischen Versorgung festgestellt werden, dass sie von subjektiven Einflüssen geleitet wird. Unter Beachtung der verschiedenen Sichtweisen ergibt sich ein Bild von der medizinischen Versorgung, was der Patient in die Öffentlichkeit trägt und dadurch den Ruf des Krankenhauses entscheidend prägt.

6.3.3 Zusammenarbeit der Berufsgruppen und Wartezeit

Ausgewählte Ergebnisse der Auswertung des Fragekomplexes II. werden erörtert.

6.3.3.1 Ablauforganisation

Bei der Organisation der Abläufe in der Ambulanz sind 20,45 %, das sind 18 Personen, der Gesamtpatienten weniger zufrieden bzw. unzufrieden. Das bedeutet, dass Patienten offensichtlich Defizite in der Gestaltung der Abläufe in der Ambulanz wahrnehmen. Sie entsprechen nicht ihren Bedürfnissen und erzeugen somit Unzufriedenheit. Als unumstritten ist eine Beziehung zur Wartezeit zu sehen. Das heißt, dass Mängel in der Organisation der Abläufe erhöhte Wartezeiten erzeugen.

Ein Datenmessblatt (siehe Anhang: 141) liefert hier wichtige Ausgangsdaten als Basis zur Verbesserung der Abläufe. Eine Beschreibung des Datenmessblattes wird bei der Diskussion der Wartezeit vorgenommen.

In der chirurgischen Ambulanz muss jedoch berücksichtigt werden, dass Abläufe z.B. durch auftretende Notfälle, Komplikationen bei Untersuchungen und vorgenommenen Eingriffen empfindlich gestört werden können.

Hier ergeben sich erneut Anforderungen an die Informations- und Kommunikationsstruktur zwischen den Mitarbeitern in der Ambulanz, die rechtzeitig und im ausreichenden Maß über Änderungen und Verzögerungen der Abläufe Bescheid wissen müssen und in der Konsequenz die Patienten darüber informieren.

6.3.3.2 Führung der Ambulanz

Bei der Beurteilung der Zufriedenheit mit der Führung der Ambulanz sind 11,4 %, das sind zehn Patienten, der Gesamtpatienten weniger zufrieden. Unter Berücksichtigung der Unzufriedenheit bei der Wartezeit und der Ablauforganisation müsste der Anteil unzufriedener Patienten höher liegen. Hier sind offenbar unsere Auffassung von Führung und die Auffassung der Patienten nicht deckungsgleich. Zusammenhänge von langer Wartezeit und der Führung der Ambulanz werden von den Patienten nicht gesehen.

6.3.3.3 Wartezeit

Im Fragebogen haben wir eine Aufschlüsselung der Zufriedenheit mit den Wartezeiten zu den verschiedensten Leistungen der chirurgischen Ambulanz vorgenommen.
Auffallend ist die Unzufriedenheit mit der Wartezeit beim Röntgen, die bei über 30 % Anteil, das sind 47 Personen, an den Gesamtpatienten liegt.
Bei der Wartezeit zur ärztlichen Untersuchung waren 24 Personen von 43, das sind 55,8 %, die explizit die ärztliche Untersuchung benannt hatten, nicht einverstanden. Erweitert und konkretisiert werden die Anteile der Unzufriedenheit durch die quantifizierten Aussagen der Patienten zur Wartezeit. Dabei ergab sich eine Zeitspanne der Wartezeit von 30 Minuten bis drei Stunden. Als bedenklich und als Achtungszeichen, sind Wartezeiten, von bis zu drei Stunden zu

sehen. Hier sind unbedingte Schritte zur Verbesserung der Wartezeit als Resultat unserer Befragung, angezeigt. Dabei ist die Methodik zur Ermittlung der Wartezeit zu präzisieren.

Das Datenmessblatt, an dessen Entwicklung wir beteiligt waren, wurde als Instrument ausgewählt, um die Wartezeiten zu erfassen. Durch detaillierte Zeitangaben und genauer Zuordnung der Leistungsstelle werden Wartezeiten erfasst. Schon bei den Ausgangsdaten wird unter anderen differenziert, ob ein fester Termin vereinbart wurde oder nicht. Bei fester Terminvergabe konnte man Überschneidungen von Terminen aufdecken und im Resultat ein Bestellsystem entwickeln.

In logischer Reihenfolge schließen sich im Datenmessblatt mögliche Wege des Patienten in der Ambulanz an. Mit zeitgenauer Erfassung von der Aufnahme des Patienten über die verschiedensten Untersuchungsdistanzen bis zum endgültigen Verbleib des Patenten werden die Zeitspannen ermittelt. Zeitgenaue Erfassung, das bedeutet, Ankunft, Beginn, Ende und Transport des Patienten im Kontext zu den Leistungsstellen. Hier lassen sich im Resultat der Auswertung eventuelle Wartezeitenspitzen und Zeitverluste an den entsprechenden Stellen der Leistungserbringung ausmachen. Nach entsprechender Analyse sind als Konsequenz, Schritte in Richtung Prozessoptimierung unter Berücksichtigung der Machbarkeit und der vorhandenen Ressourcen des Krankenhauses notwendig.

Ein anderer Blickwinkel bei der Betrachtung der Wartezeit zielt auf den hohen Anteil von 1. Hilfe - Patienten, als Resultat unserer Befragung. Er beträgt 56,8 % der Gesamtpatienten, dass heißt ungeplante Patienten.

Ein Beratungsgespräch mit einer Unternehmensberatung, die sich hauptsächlich mit der Umstrukturierung von Arztpraxen befasst, wo die Wartezeit des Patienten eine zentrale Rolle spielt, war an dieser Stelle hilfreich.

Die Hauptaussage des Gespräches zielt darauf, dass der Anteil an ungeplanten Patienten zu hoch ist, um ein Bestellsystem vergleichbar mit Arztpraxen einzuführen. Ausgenommen der Notfallpatienten, die über Notarzt und Feuerwehr direkt in die Ambulanz gebracht werden, könnte der Patientenanteil, der sich für einen Besuch der Ambulanz entschließt, vorher anrufen und sich über bestehende Wartezeiten erkundigen. Eine Planung wäre dadurch möglich. Aber welcher Patient denkt bei einer chirurgischen Verletzung oder Beschwerden daran, wie lange muss ich wohl in der Ambulanz warten. Er möchte, dass ihm kompetent geholfen wird und die Ursachen für seine Beschwerden gefunden werden.

Die Bedeutung der Wartezeit tritt in den Vordergrund sobald der Patient in der Ambulanz angelangt ist. Hier ist die Transparenz der Informationen, die der Patient bei der Aufnahme erhält, entscheidend. Schon bei der Anmeldung muss über bestehende Wartezeiten und Gründe informiert werden. Angesichts der Patientenorientierung im Krankenhaus und der Steigerung der Patientenzufriedenheit ist die Forderung nach ausreichender Information unumstritten. Entscheidend bei der Voraussage der Wartezeit sind die Absprachen und der Informationsfluss zwischen den Berufsgruppen.

Zusammenfassend bei der Betrachtung der Wartezeiten in der Ambulanz ist festzustellen, dass sich hier ein großes und schwieriges Aufgabenfeld für das Krankenhaus auftut. Unumstritten sind Wartezeiten bis zu drei Stunden ein Alarmsignal und erhöhen den Handlungsdruck. Das Datenmessblatt liefert wertvolle Ausgangsdaten und verdeutlicht Spitzenwerte der Wartezeiten. Eine Analyse der Daten und Einleitung von Handlungsschritten in Richtung Prozessoptimierung sind sinnvoll und versprechen Erfolge bei der Reduzierung der Wartezeit insgesamt und somit die Erhöhung der Patientenzufriedenheit. Unter Beachtung der Sonderrolle der chirurgischen Ambulanz sind jedoch Störungen der Prozesse vorprogrammiert und dadurch auch die Erhöhung der Wartezeit.

Dieser Tatsache müssen sich die Verantwortlichen vor Ort bewusst sein, dass Handlungsschritte bei den Prozessen eine Verringerung der Wartezeit erwirken, doch tritt an die Stelle der optimalen Wartezeit, die vertretbare Wartezeit. Weiterhin ist zu beachten, dass die Information der Patienten über bestehende Wartezeiten große Bedeutung hat. Hier sind geeignete Kommunikations- und Informationsstrukturen zu entwickeln, die bestehende Wartezeit für alle Beteiligten transparent machen.

6.3.3.4 Koordination der Termine

Die Koordination der Termine bewerten 23 Patienten der Gesamtpatienten, das sind 14,7 %, mit weniger zufrieden bzw. unzufrieden. Relativiert wird die Anzahl nach Abzug der zehn Erste Hilfe - Patienten, die mit der Koordination der Termine unzufrieden waren. Ihnen ist scheinbar nicht bewusst, dass sie in der Regel ungeplant und unangemeldet die Ambulanz aufsuchen. Anzunehmen ist, dass sie die betriebliche Organisation der Ambulanz mit einer Arztpraxis verwechseln. Daraus folgt, sie setzen längere Wartezeiten mit einer schlechten Terminkoordination in Beziehung.

Ungeachtet der Erste - Hilfe - Patienten, gilt es, die Patientengruppen zu beachten, mit denen tatsächlich ein Termin vereinbart wurde. Das sind stationäre Patienten, die vor einer stationären Aufnahme, Leistungsstellen der Ambulanz durchlaufen. Dazu zählen auch die BG - Patienten, die beim zweiten Vorstellungsbesuch terminlich gebunden sind. Die genaue Anzahl konnte auf Grundlage unseres Fragebogens nicht ermittelt werden. Dazu könnte wiederum das Datenmessblatt aufschlussreiche Daten liefern. Terminüberschneidungen wären ersichtlich und die Diskrepanz zwischen Terminen, Beginn und Ende der Leistungserbringung wären ersichtlich. Trotz aller Überlegungen, gilt es auch hier die Sonderrolle der Ambulanz zu beachten.

6.3.4 Aufnahme und Entlassung

Hier werden einzelne Auswertungsergebnisse des Fragekomplexes III. besprochen.

Der erste Teil des Fragekomplexes zielt auf die Zufriedenheit beim Empfang und den Informationen bei der Aufnahme. Insgesamt wurde eine hohe Zufriedenheit ermittelt.

Bei den Informationen über Verhaltensregeln und Nachsorge sind 11,0 % weniger zufrieden bzw. unzufrieden. Dabei ist zu bemerken, dass ca. ¼ der BG - Patienten sich über Verhaltensregeln und Nachsorgeinformationen nicht ausreichend informiert fühlen.
Unter Berücksichtigung der besonderen Situation in der sich die Patienten der Ambulanz teilweise befinden, wäre die schriftliche Form der Informationsübermittlung angeraten. Ein eventuell EDV - gestütztes Formblatt müsste die wesentlichsten Informationen, wie Diagnose, durchgeführte Untersuchungen, Therapiemaßnahmen, Verhaltensregeln und Informationen über Nachsorge enthalten und würde den Patienten nach Verlassen der Ambulanz ausgehändigt.
Neben der Steigerung der Transparenz der Arbeit in der Ambulanz wäre es ein wertvolles Instrument, um spätere Unklarheiten auszuräumen und spätere Handlungsschritte zu erleichtern.

6.3.5 Infrastruktur und Wege

Bei diesem Fragekomplex sind viele qualitative Aussagen seitens der Patienten getroffen worden. Das installierte farbige Wegweisersystem auf den Gängen wurde von den Patienten gelobt.

6.3.5.1 Erreichbarkeit der Ambulanz

Bei der Erreichbarkeit der Ambulanz wurde die Parkplatzsituation von 31,8 % der Gesamtpatienten, das sind 28 Personen, bemängelt.

Es handelt sich um ein sicher schwieriges und aufwendiges Problem vieler Krankenhäuser, was mit erheblichen Kosten verbunden ist. Zu überprüfen wäre in diesen Zusammenhang, in welchen Umfang das kostenlose Parkangebot von anderen Personen, die nicht in Verbindung mit einem Krankenhausaufenthalt zu sehen sind, genutzt wird.

6.3.5.2 Atmosphäre und Bequemlichkeit

Aufschlussreich und interessant waren die Angaben zur Atmosphäre und Bequemlichkeit der Räumlichkeiten. So bemängelten 39,7 % die Bequemlichkeit und 41,7 % der Gesamtpatienten sind mit der Atmosphäre der Räumlichkeiten weniger bzw. nicht einverstanden. Hier zeigt sich ein hohes, aber berechtigtes Anspruchsniveau.

Ein Zusammenhang von Wartezeit und dem erhöhten Anspruchsniveau wurde durch die Befragung nicht ermittelt. Doch bei kritischer Auseinandersetzung, eigenen Erfahrungswerten und logischen Schlussfolgerungen ist ein Zusammenhang offensichtlich.
Ein Patient, der drei Stunden und mehr im Wartebereich verbringt, hat Zeit den Bereich zu analysieren, er sucht nach Abwechslung.
Abgesehen vom Zusammenhang Wartezeit und der Infrastruktur halten wir Maßnahmen zur Verbesserung der Atmosphäre und der Bequemlichkeit für sinnvoll. Schritte in diese Richtung steigern das Image des Krankenhauses.
Ihre Eindrücke in Zusammenhang mit Atmosphäre, Bequemlichkeit und Ruhe der Räumlichkeiten schilderten 17 Patienten. Trotz der

subjektiven Prägung sind die Eindrücke wertvoll und sollten bei Verbesserungsmaßnahmen beachtet werden.

Bei den Anregungen seitens der Patienten steht das Getränke- und Zeitschriftenangebot an oberster Stelle. Ein Wasserspender, der von einigen Unternehmen angeboten wird, würde Abhilfe schaffen. Bereits in vielen Arztpraxen und sogar in Kaufhäusern gehört der kleine Becher Trinkwasser zum alltäglichen Service für die Patienten bzw. Kunden. Zeitschriften könnte man über den Lesezirkel kostengünstig ausleihen.

Ein weiterer Vorschlag zur Verbesserung der Bequemlichkeit und Ausstattung von unserer Seite zielt auf die Versorgung des Aufenthaltsbereiches mit Bildschirm und Video - Anschluss. Dieser Vorschlag wurde bereits in dem Projektkrankenhaus umgesetzt.

Die Finanzierung konnte sich über ausgewählte Partner vollziehen, die nach Absprache auch hier im begrenzten Zeitlimit für Unternehmen werben dürfen. Die übrige Übertragungszeit wäre für die eigene Nutzung vorgesehen. Hier könnten Beiträge zur Gesundheitsförderung ausgestrahlt werden, das gesamte Haus könnte sich vorstellen, sogar eigene Bereiche und Stationen hätten die Möglichkeit, über den Arbeitsalltag ihrer Station zu berichten.

Dabei werden bei den Mitarbeitern Ideen und Innovationen geweckt. Potentiale bei den Mitarbeitern werden aufgedeckt. Insgesamt identifizieren sie sich stärker mit dem Unternehmen.

6.3.5.3 Aufnahmebereich

Der Aufnahmebereich wurde im Rahmen der Auswertung des Fragebogens von den Patienten nicht negativ bewertet.

Doch halten wir den Bereich der Aufnahme, auf Grundlage unserer Erfahrungen und Kenntnisse, baulich strukturell für überholt. Eine bewegliche Fensterscheibe, die bei Bedarf geöffnet und geschlossen wird, ist nicht mehr zeitgemäß. Möglichkeiten der Verbesserung bietet das funktionale Benchmarking.

Die Bedeutung des funktionalen Benchmarking für ein Krankenhaus

Eine Form des Benchmarkings ist das funktionale Benchmarking. Da werden Organisationen außerhalb des Gesundheitswesens ausgewählt. Die Unternehmen zeichnen sich durch hervorragende Verfahren, Prozesse und Techniken aus. Beim funktionalen Benchmarking liegt ein großes Potential, trotz Zeitintensität und Anspruch. Es verlangt ein hohes Maß an Attraktionsfähigkeit und Verständnis für Prozesse, scheinbar unvereinbare Prozesse auf die eigene Organisation zu übertragen.

Als unproblematisch erweist sich der Informationstransfer, da bei dieser Benchmarkingform die Partner keine Konkurrenten sind. Mögliche Partner können z.B. Hotels, Banken, verschiedene Zulieferbetriebe sein. Trotz der anspruchsvollen Umsetzung beim funktionalen Benchmarking, liegt das Verbesserungspotential für die eigene Organisation sehr hoch. (vgl. Loichinger 1999: 6)

Die Beschreibung des funktionalen Benchmarking haben wir bewusst ausgewählt, da wir Verbesserungsmöglichkeiten in der Ambulanz erkannt haben, deren Ursprung aus dem nicht medizinischen Bereich stammt.

Möglichkeiten der Umsetzung des funktionalen Benchmarking in der Ambulanz

Als mögliche Partner würden sich die Deutsche Bahn AG und die Deutsche Post AG anbieten. Hier wurden große Anstrengungen in Richtung Kundenkontakt und Kundenorientierung unternommen. Außerdem könnte man von den Erfahrungen der Unternehmen profitieren. Trotz der momentanen Monopolstellungen in einigen Bereichen der Aktiengesellschaften, haben sie den Lauf der Zeit erkannt und richten Ihre Unternehmenspolitik aktiv am Kunden aus (vgl. www.deutschepost.de und www.bahn.de).

Bei der Deutschen Post sind nach und nach die Glasscheiben in den Filialen verschwunden. Es entstanden Open- Service- Filialen. Das moderne Outfit und die offenen Bedienplätze sorgen für eine freundliche Atmosphäre (vgl. www.deutschepost.de). Zusätzlich wird die Transparenz der Arbeit symbolisiert.

Zusätzlich wird die Transparenz der Arbeit symbolisiert. Bei der Deutschen Bahn werden nach und nach die Bahnhöfe umgestaltet. Neben der Einrichtung von Servicepunkten werden die üblichen Schalterhallen verändert. Dabei steht die Nähe zum Kunden im Vordergrund (vgl. www.bahn.de).

Sicherlich ließen sich noch weitere Unternehmen finden, die mit einer baulich strukturellen Anordnung des Kundenkontaktes eine offene Atmosphäre und Transparenz ihrer Arbeit bieten.

6.3.5.4   Diskretion

Mit der Diskretion in der Ambulanz sind 25 Personen, das sind 28,4 %, der Gesamtpatienten weniger zufrieden bzw. unzufrieden. Zwei Patienten bemängeln konkret die Diskretion bei der Anmeldung und ein Patient fühlte sich bei der Untersuchung gestört. Hier gilt es den Bereich genauer zu analysieren und Ursachen für mangelnde Diskretion zu finden.

Unproblematisch und mit geringem Aufwand wäre die Einrichtung einer Diskretionszone bei der Anmeldung zu realisieren. Ein gut sichtbares Hinweisschild könnte auf die Einhaltung der Diskretion aufmerksam machen. Bei der Diskretion während der Untersuchungen muss bereits an den Türen der Untersuchungszimmer ersichtlich sein, dass eine Untersuchung durchgeführt wird und ein Eintritt unerwünscht ist.

Insgesamt wurde der Themenkomplex von den Patienten kritisch bewertet. Unter Beachtung der verschiedenen Faktoren, insbesondere der Wartezeit, sind die Eindrücke der Patienten zu analysieren.

Die von den Patienten genannten Vorschläge sind nach Wichtigkeit und Machbarkeit zu überprüfen. Ein großes Arbeitsfeld könnte sich auftun, mit dem Ziel der Steigerung der Patientenzufriedenheit.

Eine Möglichkeit der Verbesserung der Zufriedenheit wäre die Bildung eines berufsübergreifenden Qualitätszirkels, der Ursachen ergründet, Lösungsvorschläge erarbeitet und bei der Umsetzung aktiv mitarbeitet. Die Mitarbeiter werden aktiv in den Prozess der Verbesserung der Patientenzufriedenheit eingebunden.

6.3.6 Sauberkeit und Hygiene

Bei diesem Fragekomplex haben wir einen hohen Anteil der Zufriedenheit ermittelt. Er liegt bei 98,8 %, das sind 87 Personen, bei der Beurteilung der Hygiene und Sauberkeit des Personals, und bei der Hygiene und Sauberkeit der Räumlichkeiten liegt der Anteil bei 97,7 %, das sind 86 Patienten.

Trotz der hohen Zufriedenheit ist die Ausrichtung von Maßnahmen und Handlungsabläufen nach dem neusten Stand der Hygieneforschung sinnvoll und angezeigt. Aus eigener Erfahrung stellen wir fest, dass Patienten Hygiene im Krankenhaus äußerst kritisch bewerten. Sie sind informierter besonders im Zusammenhang mit nosokomialen Infektionen.

6.3.7 Kontaktmöglichkeiten und Angehörigenintegration

Hier werden Auswertungsergebnisse des Fragekomplexes VI. diskutiert.

Bei der Möglichkeit persönlich Fragen zu stellen, sind 92 % der Gesamtpatienten, das sind 81 Patienten, zufrieden.

Die Zahlen verdeutlichen ein hohes Maß der Verständigung zwischen Patienten und den Mitarbeitern in der Ambulanz bei der Behandlung. Durch das Angebot, persönlich Fragen zu stellen, werden Unklarheiten ausgeräumt.

Bei der Angehörigenintegration haben wir einen hohen Anteil, 61,3 % der Gesamtpatienten, das sind 54 Personen, die den Sachverhalt nicht beurteilen konnten, da sie offensichtlich ohne Angehörige die Ambulanz aufgesucht hatten. Bei den verbleibenden 34 Patienten waren vier Patienten, das sind 11,7 % mit der Einbeziehung der Angehörigen nicht einverstanden. Ohne die Zahlen überbewerten zu wollen, gilt es die Bedeutung der Angehörigenintegration, bei den Mitarbeitern verständlich zu machen. So können die Angehörigen wesentliche Informationen über den Patienten übermitteln, da wo die Kommunikation zwischen Patient und den Mitarbeitern erschwert ist.
Daraus können sich wertvolle Zeitvorteile bei der Anamnese, Diagnostik und Therapie ergeben. Gleichzeitig gilt es, die Angehörigen nicht als Störfaktor zu sehen, sondern als Personengruppe, die über Erfahrungen und Eindruck von der Ambulanz in der Öffentlichkeit berichten werden. sie prägen auch das Image des Krankenhauses bzw. der Ambulanz in der Öffentlichkeit.

6.3.8 Die Rolle der BG - Patienten

Wie bereits bei der Verteilung der Patientengruppen beschrieben wurde, haben die BG - Patienten, das sind 20 Personen im Untersuchungszeitraum, eine besondere Bedeutung für ein Krankenhaus. Daraus ergeben sich Konsequenzen für die Ambulanz, auch anhand der Auswertung der Ergebnisse unseres Fragebogens.
Neben der allgemeinen Unzufriedenheit mit den Wartezeiten und einigen Aspekten der Infrastruktur gilt es, gesondert auffällige Unzufriedenheiten bei den BG – Patienten zu bestimmten Fragekomplexen heraus zu stellen.
Unabhängig einer Terminvergabe, haben wir Wartezeiten der BG - Patienten von eineinhalb bis zweieinhalb Stunden anhand der quantifizierbaren Aussagen ermittelt.

Daraus resultiert auch die Unzufriedenheit von mehr als zwei Dritteln der BG – Patienten bei der Koordination der Termine und der Ablauforganisation. Unter Berücksichtigung der besonderen Rolle der Ambulanz gilt es auch hier, Wartezeitenspitzen und Zeitverluste zu ermitteln, zu analysieren und Maßnahmen daraus abzuleiten. Basisinstrument könnte auch hier das Datenmessblatt bilden.
Besonders wichtig ist bei den BG - Patienten die Erreichbarkeit der Ambulanz. Mehr als die Hälfte, das sind 11 Patienten, bemängeln die Parkplatzsituation. Kritisch wird die Diskretion bei den BG – Patienten beurteilt. Mehr als zwei Drittel sind mit der Diskretion in der Ambulanz nicht einverstanden. Bei den Informationen über die Nachsorge, ein wichtiger Aspekt gerade bei Arbeitsunfällen, sind ein Viertel der Befragten BG - Patienten weniger zufrieden bzw. unzufrieden.

Zusammenfassend betrachtet gilt es, Bedürfnisse der BG - Patienten auf Grundlage ihrer besonderen Bedeutung für ein Krankenhaus zu beachten. Unter Bezugnahme der besonderen Rolle der Ambulanz, ist die Festlegung von Maßnahmen zur Verbesserung der Patientenzufriedenheit für diese Patientengruppe, nicht zu vernachlässigen.
Die Verringerung der Anzahl der BG - Patienten oder der Wegfall der Zulassung des Krankenhauses am Durchgangsarztverfahren durch Patientenunzufriedenheit bedeutet den Verlust einer zusätzlichen finanziellen Einnahmequelle.

7. Schlussfolgerungen

Die vorliegende Arbeit lieferte erste Daten der Patientenzufriedenheit in der chirurgischen Ambulanz. Trotz der beschriebenen Komplexität lassen sich folgende Schlussfolgerungen ziehen.

- Es wurde eine ausgeglichene Alterstruktur bei den Befragten festgestellt

- Trotz des geringen Ausländeranteils sind migrationsspezifische Maßnahmen angezeigt.

- Mehr als ⅔ sind ungeplante Patienten, dieses muss bei Planungs- und Umsetzungsschritten berücksichtigt werden.

- Eine hohe Zufriedenheit mit der medizinischen Versorgung haben wir ermittelt. Die Einschätzung der fachlichen Kompetenz und Beurteilung des Behandlungsergebnisses ist subjektiv geleitet, prägt jedoch das Bild in der Öffentlichkeit.

- Bei der Ablauforganisation sind Defizite erkennbar, eine Beziehung zur Wartezeit ist offensichtlich.

- Eine gegenteilige Auffassung von Führung zu unserer Auslegung wurde ermittelt. Der Anteil der weniger zufriedenen bzw. unzufriedenen Patienten müsste auf Grund der hohen Wartezeit höher liegen

- Einen großen Handlungsdruck signalisieren die Angaben zur Wartezeit. Dabei sind Wartezeiten von bis zu drei Stunden bedenklich. Wichtige Basisdaten liefert das Datenmessblatt.

- Die Rolle der Informations- und Kommunikationsstruktur muss beachtet werden.

- Mängel der Terminkoordination bei geplanten Patienten lassen Rückschlüsse auf Planungsunsicherheiten zu. Das Datenmessblatt kann zur Ursachenanalyse genutzt werden

- Die Informationsweitergabe zur Nachsorge und Verhaltensregeln sind zu überdenken.

- Innerhalb der Bewertung der Infrastruktur und Wege wird das Wegweisersystem gelobt. Die Parkplatzsituation wird als problematisch benannt. Äußerst kritisch sehen Patienten die Atmosphäre und die Bequemlichkeit der Räumlichkeiten. Viele Patienten wünschen sich Verbesserungen. Vorschläge seitens der Patienten sind nach Wichtigkeit und Umsetzbarkeit zu prüfen.

- Der Aufnahmebereich sollte hinsichtlich baulich struktureller Anordnung mit den veränderten Anforderungen in Einklang gebracht werden.

- Die Anforderungen an die Diskretion müssen erhöht werden.

- Die Hygiene des Personals und der Räumlichkeiten wird positiv bewertet. Hygienemaßnahmen sind trotz hoher Zufriedenheit sinnvoll.

- Die Patienten haben die Möglichkeit Fragen zu stellen. Sie werden in den Behandlungsprozess einbezogen

- Trotz des geringen Anteils der Unzufriedenheit mit der Angehörigenintegration ist die Einbeziehung der Angehörigen nicht zu vernachlässigen.

- Die Rolle der BG – Patienten ist bei Planungs- und Umsetzungsschritten zu berücksichtigen.

8. Resümee

Patientenzufriedenheit wird in Zukunft eine immer bedeutende Rolle bei der Organisationsentwicklung der Krankenhäuser einnehmen. Besonders unter den veränderten wirtschaftlichen Bedingungen im Zuge der DRG – Einführung sind Planungs- und Umsetzungsschritte zur Erhöhung der Patientenzufriedenheit angezeigt.

Zunächst ist eine IST - Erhebung in die Wege zu leiten und auf Grund dieses Ergebnisses, im Team beratend festzustellen, welche Maßnahmen zur Umsetzung getroffen werden müssen. Des weiteren muss abgeleitet werden, welche Kriterien sich ohne großen Zeitaufwand kosteneffizient, ohne lange Planungsphasen sofort umsetzen lassen und welche Bereiche sich einer längeren Prozessphase unterziehen müssen.

Mit der vorliegenden Arbeit lieferten wir einen Beitrag zur Bewältigung der veränderten Bedingungen. Hervorzuheben ist die versuchte Darstellung der Komplexität, die mit der Patientenzufriedenheit im Besonderen verbunden ist. Speziell wurde die Patientenzufriedenheit in einer chirurgischen Ambulanz untersucht. Hier galt es die Besonderheiten heraus zu stellen. Mit einem speziell für die Ambulanz entwickelten Fragebogen und als Resultat der Auswertung, ist es gelungen, wesentliche Gründe der Zufriedenheit und der Unzufriedenheit der Patienten in der Ambulanz zu ermitteln. Die Ergebnisse und die von uns unterbreiteten Vorschläge in Richtung Verbesserung der Patientenzufriedenheit sollen zum Nachdenken anregen, und geeignete Schritte in dem Projektkrankenhaus zur allgemeinen Organisationsentwicklung und Qualitätsverbesserung vorantreiben.

Die Autoren sehen eine hohe Patientenzufriedenheit als Anerkennung und als Herausforderung. Im Projektkrankenhaus konnten wir eine bemerkenswerte Motivation seitens des Pflegepersonals sowie der Mediziner feststellen, initiiert durch die Krankenhausleitung. Die interdisziplinäre Zusammenarbeit wächst auf Grund der Erarbeitung gemeinsamer Konzepte, wie die Selbstbewertung nach KTQ.

9. Literaturverzeichnis

Ament-Rambow, C. (1998) Der Patient ist König – oder der Weg zum kundenorientierten Krankenhaus.
In: Krankenhausumschau Nr. 3

Badura, B. / Feuerstein, G. / Schott, T. (1993) System Krankenhaus.
Weinheim und München: Juventa

Bandemer, S. von / Middendorf, A. S. / Scharfenorth, K. (2001) Benchmarking in der Gesundheitswirtschaft: BMBF – Projekt unterstützt Management in Krankenhäusern und Kliniken. In: das Krankenhaus Nr. 2, 93. Jahrgang

Boschke, W. L. (2002) Das BSSichG konterkariert Wettbewerb, Qualität und Leistungsfähigkeit. In: f&w Nr. 6, 19. Jahrgang

Breinlinger-O'Reilly, J. / Maess, T. / Trill,R. – Hrsg. -(1997)
Das Krankenhaus Handbuch. Neuwied: Luchterhand

Blum, K. (1998) Patientenzufriedenheit bei ambulanten Operationen: Weinheim. München: Juventa

DIN - Taschenbuch (1991) Qualitätssicherung und angewandte Statistik.
Berlin: Beuth

Döring, J. (1999) Kunden - oder Patientenorientierung – Die menschliche Seite des QM.
In: Qualitätsmanagement im Gesundheitswesen, Nr. 11
Köln: TÜV

Duden (2000) Das Fremdwörterbuch. Mannheim: Bibliographisches Institut & F. A. Brockhaus AG, 7., neu bearbeitete und erweiterte Auflage

Duden (1999) Die deutsche Rechtschreibung. Augsburg: Weltbild, 21., völlig neu bearbeitete Auflage

Eichhorn, S. / Schmidt-Rettig, B. – Hrsg. - (1999) Profitcenter und Prozessorientierung. Stuttgart: Kohlhammer

Eiff, W. von – Hrsg. – (2000) Krankenhaus Betriebsvergleich. Neuwied: Luchterhand

Ersser, S. / Tutton, T. (2000) Primary Nursing. Bern: Huber

Friesdorf, W. / Göbel, M. (2003) DRGs, Clinical Pathways und Managed Care. Bremen: Reform-Werkstatt im Rahmen des 13. Bremer Symposiums

Giebing, H. / Francois-Kettner, H. (1996)
Pflegerische Qualitätssicherung. Bocholt: EICANOS

Graf, V. / Mühlbauer, B. H. / Harms, K. / Riemann, J. (1998)
Ein Krankenhaus im Reformprozess. Melsungen: Bibliomed

Grau, B. (2001a) Organisatorische-/finanz-/leistungs-/personalpolitische Voraussetzungen für die Einführung der G-DRG im Krankenhaus.
Unveröffentlichte Hausarbeit, Evangelische Fachhochschule Berlin

Grau, B. (2001b) Report about practical studies at the Epworth Hospital in Melbourne.
Unveröffentlichter Praktikumbericht, Evangelische Fachhochschule Berlin

Greulich, A. / Onetti, A. / Schade, V. / Zaugg, B. (2002)
Balanced Scorecard im Krankenhaus. Heidelberg: Economica

Habermann, M. (2002) Interkulturelle Pflege und Therapie.
In: Migration und Gesundheit, 03 / 04

Harrison-Neu, E. (2003) Neue Berufsbilder und Arbeitszeitmodelle als Weg zur Verbesserung der Arbeitsbedingungen im Krankenhaus
Bremen: Reform-Werkstatt im Rahmen des 13. Bremer Symposiums

Hellmann, W. – Hrsg. – (2002) Klinische Pfade.
Landsberg/Lech: ecomed

Hildebrand, R. (1999) Das bessere Krankenhaus.
Neuwied: Luchterhand

Hildebrandt, H. / Borkert, J. / Wüstenberg, M. (1998)
Von unschätzbaren Wert für die Pflege – Patientenbefragungen auf den Prüfstand.
In: BALK – Info, Nr. 34

Hindle, D. (1997) Clinical pathways: a serious business. Health Management Bulletin, Vol 1 No 1

Hollick, J. / Kerres, A. (2002) Pflege im DRG-System.
Balingen: Spitta

Hufnagel, M. / Sen, A. (2003) Care- und Case - Management in der onkologischen Pflege. In: Die Schwester Der Pfleger Nr. 4, 42. Jahrgang

Katz, J. / Green, E. (1996) Qualitätsmanagement.
Berlin: Ullstein

Kirschner, W. / Meinlschmidt, G. (1999) Durchführung und Evaluation von Maßnahmen der Qualitätssicherung im Krankenhaus.
Berlin: BZPH - Blaue Reihe

Kleer, R. (1999) Arbeitsfeld Notaufnahme.
In: Pflege aktuell, Nr. 10

Kock, E.-O. (2003) Die Privatisierung von Krankenhäusern – das Beispiel Vivantes Netzwerk Gesundheit Berlin. Bremen: Reform-Werkstatt im Rahmen des 13. Bremer Symposiums

Lamnek, S. (1995) Qualitative Sozialforschung.
Band 1, Methodologie; 3., korrigierte Auflage
Weinheim: BELTZ

Lauterbach, K. W. / Schrappe, M. (2001) Gesundheitsökonomie, Qualitätsmanagement und Evidence-based Medicine.
Stuttgart: Schattauer

LoBiondo-Wood, G. / Haber, J. (1996) Pflegeforschung.
Berlin / Wiesbaden: Ullstein

Loichinger, T. (1999) Benchmarking im Gesundheitswesen.
In: Qualitätsmanagement im Gesundheitswesen, Nr. 11
Köln: TÜV

Lüthy, A. – Hrsg. – (1998) Aktuelle Brennpunkte im Pflegemanagement. Frankfurt am Main: Mabuse

Lüttecke, H. (2002) Patienten erwarten eine Informationspolitik nach ihren Bedürfnissen. In: f&w Nr. 5, 19. Jahrgang

Mayer, H. (2002) Einführung in die Pflegeforschung.
Wien: Facultas

Mayer, H. (2001) Pflegeforschung.
Wien: Facultas, 2., überarb. Auflage

Mayring, P. (2002) Einführung in die Qualitative Sozialforschung.
Weinheim und Basel: BELTZ

Meinhold, M. (1998) Qualitätssicherung und Qualitätsmanagement in der Sozialen Arbeit. Freiburg: Lambertus, 3., ergänzte Auflage

Morse, J. M. / Field, P. A. (1998) Qualitative Pflegeforschung.
Wiesbaden: Ullstein

Olandt, H. / Krentz, H. (1998) Patientenzufriedenheit – subjektive Qualitätswahrnehmung der Patienten und Erfolgsfaktor für Kliniken.
In: Gesundheitswesen, 60. Jahrgang

Pietsch-Breitfeld, B. / Willer, I. / Heizmann, G. / Selbmann, H.-K. (2002) Entwicklung des Qualitätsmanagements in deutschen Krankenhäusern zwischen 1998 und 2001. In: das Krankenhaus, 94. Jahrgang, Heft 9

Rais, S. / et al. (1998) Untersuchungen zur Patientenzufriedenheit über einen fachinvarianten standardisierten Fragebogen.
In: das Krankenhaus, Nr. 2, 90. Jahrgang

Rentrop, M. (1997) Pilotstudie zur Erfassung der Patientenzufriedenheit in der Psychiatrie Dissertation. TU - München

Rochell, B. / Roeder, N. (2001) Starthilfe DRGs in das Krankenhaus.
In : das Krankenhaus, Sonderausgabe 2001

Roeder, N. (2003) Frischer Wind mit klinischen Behandlungspfaden.
In: das Krankenhaus Nr. 1 und 2, 95. Jahrgang

Roes, M. / Francois-Kettner, H. / Schmälzle, G. / Lehmann, T. (2000) MUM Ein Qualitätsprogramm zum Anfassen. Bern: Huber

Sacket, D. L. / Richardson, W. S. / Rosenberg, W. / Haynes, R. B. (1996) Evidenzbasierte Medizin. München: Zuckschwerdt

Satzinger, W. / Trojan, A. / Kellermann / Mühlhoff, P. (2001) Patientenbefragungen im Krankenhaus.
Sankt Augustin: Asgard

Schaeffer, D. / Müller-Mundt, G. - Hrsg. - (2002) Qualitative Gesundheits- und Pflegeforschung. Bern: Huber

Schanz, B. (2003) DRGs als leistungsgerechte Finanzierung – jedoch nicht für die Pflege. In: Die Schwester Der Pfleger Nr. 2, 42. Jahrgang

Schlömer, G. (2000) Evidence-based nursing.
In: Pflege; 13. Jahrgang

Schulte, H. / Heidbreder, U. (1998) Hilfe zur Selbsthilfe.
In: Management und Krankenhaus, Nr. 7

SGB: Sozialgesetzbuch (2000)
dtv: München, 26., vollständig überarbeitete Auflage

Stellenbeschreibung (1999) Stellenbeschreibung der Mitarbeiter der Rettungsstelle des Auguste Viktoria Krankenhauses
unveröffentlicht: nur für den internen Gebrauch

Strauss, B. (1997) Kundenorientiertes Qualitätsmanagement in Dienstleistungsunternehmen.
Duisburg: Verband der Krankenhausdirektoren Deutschlands eV
Qualitätsmanagement und Qualitätssicherung im Krankenhaus

Strauss, B / Seidel, W. (1998) Beschwerdemanagement.
München: Hanser, 2. Auflage

Thiele, G. (2002) Pflegewirtschaftslehre für das Krankenhaus. Heidelberg: Hüthig

Töpfer, A. (1996) Kundenzufriedenheit messen und steigern.
Neuwied: Luchterhand

Verband der Krankenhausdirektoren Deutschlands eV (1997) Qualitätsmanagement und Qualitätssicherung im Krankenhaus.
Mühlheim an der Ruhr: VKD

VPM, Verband Pflegemanagement NRW e. V. (2003) Personalabbau droht. In: Die Schwester Der Pfleger Nr. 2, 42. Jahrgang

Wüthrich – Schneider, E. (1998) Qualitätsmanagement in Spitälern.
Ein Modell zur Evaluation der Patientenzufriedenheit.
Diss. Universität St. Gallen

Zapp, W. – Hrsg. - (2002) Prozessgestaltung im Krankenhaus. Heidelberg: Economica

Ziegenbein, R. (2001) Klinisches Prozessmanagement.
Gütersloh: Bertelsmann Stiftung, 2. Auflage

Zetkin, M. / Schladach, H. (1999) Lexikon der Medizin.
Wiesbaden: Ullstein Medical

Zwierlein, E. (1997) Klinikmanagement.
München: Urban & Schwarzenberg:

10. Sonstige Quellen

Die Deutsche Bahn, Bahnhofsmanagement
aufgerufen am 14.02. 2003
www.bahn.de

Prof. Dr. Strauss, Patientenzufriedenheit als Qualitätsindikator?
aufgerufen am 17.02.2003
www.caq.uni-bonn.de

Demonstrationsprojekt Qualitätsmanagement im Krankenhaus
letzte Bearbeitung 11.02.2003
www.demo-pro-qm.de

Deutsche Krankenhausgesellschaft, Aktualisierung 10.03.2003
www.dkgev.de

Langediekhoff, U., Patientenorientierung nützt Kunden, Mitarbeitern und Krankenhaus, aufgerufen am 03.03.2003
www.fachkliniken-wangen.de/diespritze

Kleen, R., Helfen Sie mir, aber ich bleib nicht hier...
aufgerufen am 16.02.2003
www.funktionsdienstekonkress.de

Selbstverwaltung für German Refined – Diagnosis Related Groups, Aktualisierung 03.02.2003
www.g-drg.de

Neugebauer, B. / Porst, R.: Patientenzufriedenheit. Ein Literaturbericht. aufgerufen am 23.02.2003
www.gesis.org

Hildebrandt GesundheitsConsult GmbH, letzte Aktualisierung 02.01.2003
www.gesundheitconsult.de

Gesetzliche Krankenversicherung, aufgerufen am 22.03.2003
www.g-k-v.com

Internetsuchmaschine, aufgerufen während des gesamten Projekt- und Diplomzeitraumes
www.google.de

Forschungszentrum für Umwelt und Gesundheit
letzte Änderung 14.03.2003
www.gsf.de

Harrison Consulting GmbH, aufgerufen am 28.02.2003
www.harrison-consulting.com

Kooperation für Transparenz und Qualität im Krankenhaus, aufgerufen am 22.03.2003
www.ktq.de

Bieker, M., Beschwerdemanagement in Non – Profit – Organisationen, aufgerufen am 15.02.2002
www.margitta-bieker.de

Forschungsgruppe Metrik, aufgerufen während des gesamten Projekt- und Diplomzeitraumes
www.metrik.org

Deutsche Post AG, Ein modernes Service – Unternehmen, aufgerufen am 14.02.2002
www.deutschepost.de

Wüthrich – Schneider, E. , Patientenzufriedenheit – Wie verstehen ? aufgerufen am 10.02.2003
www.saez.ch

St. Marienkrankenhaus Berlin, aufgerufen am 16.02.2003
www.steglitz.de/stadtteilzeizung

Patientenzufriedenheit als Kriterium der Dienstleistungsqualität im Krankenhaus, aufgerufen am 16.02.2003
www.tk-diplom.de

Zentralkrankenhaus Bremen Nord, aufgerufen am 17.08.2002
www.zkh-nord.de

11. Anhang

11.1 Übrige Auswertungsdaten

11.1.1 Auswertung – Zuwendung des ärztlichen Personals

Frage 1: Zuwendung des ärztlichen Personals	Patienten gesamt N = 88	stationäre Patienten N = 18	1. Hilfe- Patienten N = 50	BG- Patienten N = 20
sehr zufrieden	54	8	35	11
zufrieden	32	10	13	9
weniger zufrieden	1	0	1	0
unzufrieden	1	0	1	0
kann ich nicht beurteilen	0	0	0	0

Tabelle 31: Fragekomplex I.- Frage 1 (Gesamtübersicht)

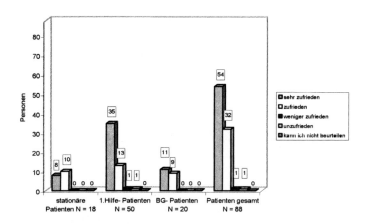

Abbildung 26: Fragekomplex I.- Frage 1 (Gesamtübersicht)

Sehr zufrieden bzw. zufrieden sind 97,7% der Gesamtpatienten

11.1.2 Auswertung – Fachliches Können des Pflegepersonals

Frage 4: Fachliches Können Pflegepersonal		Patienten gesamt N = 88	stationäre Patienten N = 18	1. Hilfe- Patienten N = 50	BG- Patienten N = 20
	sehr zufrieden	42	8	27	7
	zufrieden	25	6	14	5
	weniger zufrieden	2	0	0	2
	unzufrieden	1	0	1	0
	kann ich nicht beurteilen	18	4	8	6

Tabelle 32: Fragekomplex I.- Frage 4 (Gesamtübersicht)

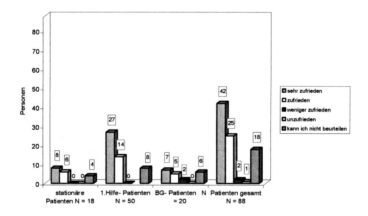

Abbildung 27: Fragekomplex I.- Frage 4 (Gesamtübersicht)

Nur 3.4% sind mit dem fachlichen Können des Pflegepersonals weniger zufrieden bzw. unzufrieden. 20,45% können die fachliche Tätigkeit des Pflegpersonals nicht beurteilen.

11.1.3 Auswertung - Erstkontakt

Frage 1: Erstkontakt		Patienten gesamt N = 88	stationäre Patienten N = 18	1. Hilfe- Patienten N = 50	BG- Patienten N = 20
	sehr zufrieden	47	9	25	13
	zufrieden	33	8	20	5
	weniger zufrieden	6	0	4	2
	unzufrieden	1	0	1	0
	kann ich nicht beurteilen	1	1	0	0

Tabelle 33: Fragekomplex II.- Frage 1 (Gesamtübersicht)

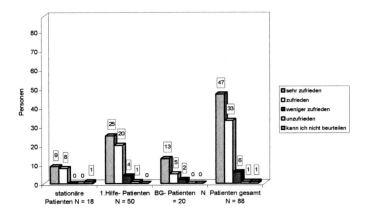

Abbildung 28: Fragekomplex II.- Frage 1 (Gesamtübersicht)

Den Erstkontakt bewerten 90% der Befragten positiv.

11.1.4 Auswertung – Durchführung der Transporte

Frage 3: Durchführung Transporte		Patienten gesamt N = 88	stationäre Patienten N = 18	1. Hilfe- Patienten N = 50	BG- Patienten N = 20
	sehr zufrieden	1	0	1	0
	zufrieden	9	3	3	3
	weniger zufrieden	4	1	2	1
	unzufrieden	0	0	0	0
	kann ich nicht beurteilen	74	14	44	16

Tabelle 34: Fragekomplex II.- Frage 3 (Gesamtübersicht)

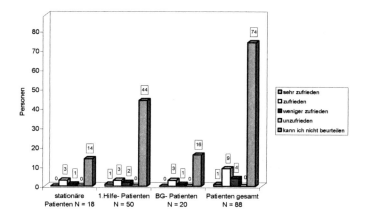

Abbildung 29: Fragekomplex II.- Frage 3 (Gesamtübersicht)

Die Durchführung der Transporte können 84 % der befragten Patienten nicht beurteilen. 4,5% sind mit der Durchführung der Transporte weniger zufrieden.

11.1.5 Auswertung – Wartezeit Anmeldung

Frage 5: Wartezeit		Patienten gesamt N = 88	stationäre Patienten N = 18	1. Hilfe- Patienten N = 50	BG- Patienten N = 20
5.1. Wartezeit Anmeldung	sehr zufrieden	35	10	14	11
	zufrieden	31	7	21	3
	weniger zufrieden	13	0	10	3
	unzufrieden	9	1	5	3
	kann ich nicht beurteilen	0	0	0	0

Tabelle 35: Fragekomplex II.- Frage 5.1. (Gesamtübersicht)

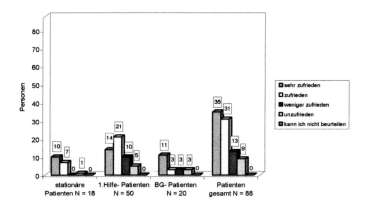

Abbildung 30: Fragekomplex II.- Frage 5.1. (Gesamtübersicht)

Mit der Wartezeit bei der Anmeldung sind 15,9% der Gesamtpatienten nicht einverstanden. Ca. ⅔ der BG- Patienten gehören dieser Gruppe an.

11.1.6 Auswertung – Aufteilung Wartezeit andere Untersuchungen

Aufteilung Wartezeit andere Untersuchungen	1. Hilfe Patienten N = 50	ärztliche Untersuchung N = 25	MRT N = 2	Ultraschall N = 6	Skopie N = 1
sehr zufrieden	9	5	2	1	1
zufrieden	12	8		5	
weniger zufrieden	7	7			
unzufrieden	5	5			
kann ich nicht beurteilen	17				

Tabelle 36: Fragekomplex II. Frage 5.4. (Aufteilung Wartezeit andere Untersuchungen - 1.Hilfe- Patienten)

Über die Hälfte der 1. Hilfe Patienten beklagen die lange Wartezeit bis zur ärztlichen Untersuchung.

Aufteilung Wartezeit andere Untersuchungen	BG- Patienten N = 20	ärztliche Untersuchung N = 11	EKG N = 1	Ultraschall N = 1	CT N = 1
sehr zufrieden	3	1	1		1
zufrieden	4	4			
weniger zufrieden	1			1	
unzufrieden	6	6			
kann ich nicht beurteilen	7				

Tabelle 37: Fragekomplex II. Frage 5.4. (Aufteilung Wartezeit andere Untersuchungen- BG-Patienten)

Ungefähr ⅔ BG - Patienten sind mit der Wartezeit zur ärztlichen Untersuchung unzufrieden.

Aufteilung Wartezeit andere Untersuch-ungen	Stationäre Patienten N = 18	ärztliche Untersuch-ung N = 7	EKG N = 3	Ultraschall N = 1	CT N = 1
sehr zufrieden	0				
zufrieden	6	1	3	1	1
weniger zufrieden	2	2			
unzufrieden	4	4			
kann ich nicht beurteilen	7				

Tabelle 38: Fragekomplex II. Frage 5.4. (Aufteilung Wartezeit andere Untersuchungen- stationäre Patienten)

Zwei Drittel der 18 stationären Patienten beurteilen die Wartezeit zur ärztlichen Untersuchung mit weniger zufrieden bzw. unzufrieden.

11.1.7 Auswertung – Empfang bei der Aufnahme

Frage 1: Empfang bei der Aufnahme	Patienten gesamt N = 88	stationäre Patienten N = 18	1. Hilfe- Patienten N = 50	BG- Patienten N = 20
sehr zufrieden	37	8	18	11
zufrieden	49	10	30	9
weniger zufrieden	1	0	1	0
unzufrieden	1	0	1	0
kann ich nicht beurteilen	0	0	0	0

Tabelle 39: Fragekomplex III.- Frage 1 (Gesamtübersicht)

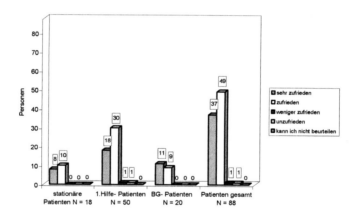

Abbildung 31: Fragekomplex III.- Frage 1 (Gesamtübersicht)

Der Empfang bei der Aufnahme wird von 97,7% der Befragten als positiv eingeschätzt.

11.1.8 Auswertung – Informationen bei der Aufnahme

Frage 2: Informationen bei der Aufnahme		Patienten gesamt N = 88	stationäre Patienten N = 18	1. Hilfe- Patienten N = 50	BG- Patienten N = 20
	sehr zufrieden	33	7	17	9
	zufrieden	45	10	28	7
	weniger zufrieden	4	0	2	2
	unzufrieden	0	0	0	0
	kann ich nicht beurteilen	6	1	3	2

Tabelle 40: Fragekomplex III.- Frage 2 (Gesamtübersicht)

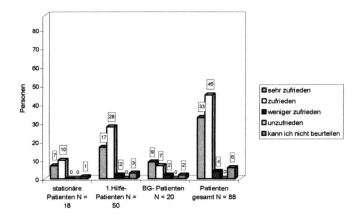

Abbildung 32: Fragekomplex III.- Frage 2 (Gesamtübersicht)

Mit den Informationen bei der Aufnahme sind 95,1% (ohne Patienten, welche die Frage nicht beurteilen konnten) einverstanden.

11.1.9 Auswertung – Reibungsloser Ablauf

Frage 4: Reibungsloser Ablauf		Patienten gesamt N = 88	stationäre Patienten N = 18	1. Hilfe- Patienten N = 50	BG- Patienten N = 20
	sehr zufrieden	22	4	15	3
	zufrieden	36	4	22	10
	weniger zufrieden	12	2	7	3
	unzufrieden	4	1	2	1
	kann ich nicht beurteilen	14	7	4	3

Tabelle 41: Fragekomplex III.- Frage 4 (Gesamtübersicht)

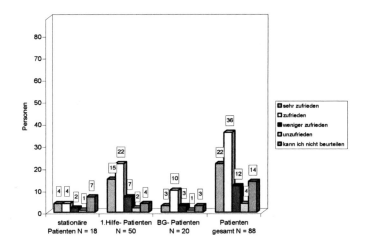

Abbildung 33: Fragekomplex III.- Frage 4 (Gesamtübersicht)

Mit dem reibungslosen Ablauf sind 18,1% unzufrieden bzw. weniger zufrieden. 15,9% können den Sachverhalt nicht beurteilen.

11.2 Datenmessblatt

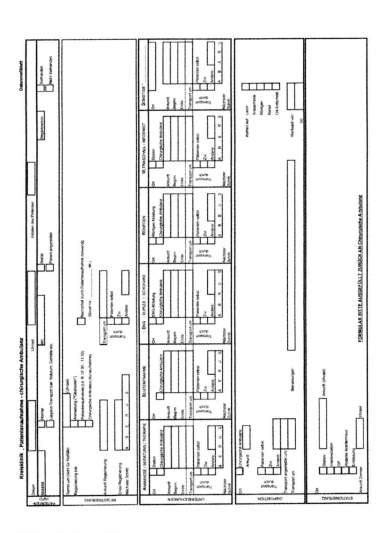

Abbildung 34: Datenmessblatt

11.3 Fragebogen

Sehr geehrte(r) Patient(in), bitte sagen Sie uns Ihre Meinung!

Zur Ermittlung und Verbesserung der Patientenzufriedenheit haben wir nachfolgenden Fragebogen entwickelt. Bitte beantworten Sie die Fragen offen und spontan. Es genügt die zutreffenden Angaben anzukreuzen. Platz für Anmerkungen finden Sie am Ende jedes Fragekomplexes.
Bitte beziehen Sie alle Angaben auf Ihre Behandlung in der chirurgischen Ambulanz!

☐ 1. Hilfe Patient(in)   ☐ BG Patient(in)   ☐ Stationäre(r) Patient(in)
Geschlecht: ☐ m   ☐ w   Alter: _____   Nationalität:

I. Qualität der medizinischen Versorgung in der chirurgischen Ambulanz	sehr zufrieden	zufrieden	weniger zufrieden	unzufrieden	kann ich nicht beurteilen
Diese Fragen beziehen sich auf die Ärzte in der Ambulanz					
- mit der persönlichen Zuwendung des ärztl. Personals war ich	☐	☐	☐	☐	☐
- mit dem fachlichen Können der Ärzte war ich	☐	☐	☐	☐	☐
- mit den Informationen über Eingriffe und Behandlungen war ich	☐	☐	☐	☐	☐
Diese Fragen beziehen sich auf das Pflegepersonal in der Ambulanz					
- mit dem fachlichen Können des Pflegepersonals war ich	☐	☐	☐	☐	☐
- mit der persönlichen Zuwendung des Pflegepersonals war ich	☐	☐	☐	☐	☐
- mit dem bisherigen Behandlungsergebnis bin ich	☐	☐	☐	☐	☐

Anmerkungen:..

II. Zusammenarbeit der Berufsgruppen und Wartezeiten in der chirurgischen Ambulanz					
• mit dem Erstkontakt in der Ambulanz war ich	☐	☐	☐	☐	☐
• mit der Ablauforganisation in der Ambulanz war ich	☐	☐	☐	☐	☐
• mit der Durchführung der Transporte war ich	☐	☐	☐	☐	☐
- mit der Führung des Ambulanzbereiches war ich insgesamt	☐	☐	☐	☐	☐
- *mit der Wartezeit war ich..*					
- ...bei der Anmeldung	☐	☐	☐	☐	☐
- ...beim Röntgen	☐	☐	☐	☐	☐
- ...bei anderen Untersuchungen	☐	☐	☐	☐	☐
- ...welche?.................................	☐	☐	☐	☐	☐
- mit der Koordination der Termine war ich	☐	☐	☐	☐	

Anmerkungen:..

III. Aufnahme und Entlassung in der chirurgischen Ambulanz					
- mit dem Empfang bei der Aufnahme war ich	☐	☐	☐	☐	☐
- mit den Informationen bei der Aufnahme	☐	☐	☐	☐	☐
bei der Entlassung (stationär / ambulant) war ich...					
• ...mit Informationen über Verhaltensregeln	☐	☐	☐	☐	☐
• ...mit reibungslosem Ablauf	☐	☐	☐	☐	☐
• mit Informationen der Nachsorge	☐	☐	☐	☐	☐

Anmerkungen:..

IV. Infrastruktur und Wege in der chirurgischen Ambulanz

- mit dem Wegweisersystem zur Ambulanz war ich   ❏   ❏   ❏   ❏   ❏
- mit der Erreichbarkeit der Ambulanz war ich   ❏   ❏   ❏   ❏   ❏
- mit der Bequemlichkeit des Aufenthaltsbereiches war ich   ❏   ❏   ❏   ❏   ❏
- mit der Atmosphäre der Räumlichkeiten war ich   ❏   ❏   ❏   ❏   ❏
- mit der Ruhe im Ambulanz-Aufenthaltsbereich war ich   ❏   ❏   ❏   ❏   ❏
- mit der Diskretion im Ambulanzbereich war ich   ❏   ❏   ❏   ❏   ❏

Anmerkungen:..

V. Sauberkeit und Hygiene im Ambulanzbereich

- *mit der Sauberkeit, Hygiene und Ordnung...*
  - ...der Räumlichkeiten war ich   ❏   ❏   ❏   ❏   ❏
  - ...des Personals war ich   ❏   ❏   ❏   ❏   ❏

Anmerkungen:..

VI. Kontaktmöglichkeiten und Angehörigenintegration

- mit dem Angebot persönlich Fragen zu stellen war ich   ❏   ❏   ❏   ❏   ❏
- mit der Einbeziehung der Angehörigen war ich   ❏   ❏   ❏   ❏   ❏

Anmerkungen:..

Vielen Dank für die Beantwortung